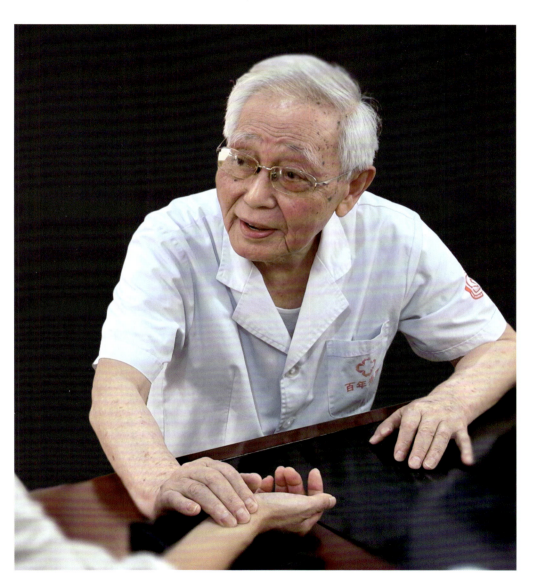

行医六十载，耄耋之年仍坚持门诊

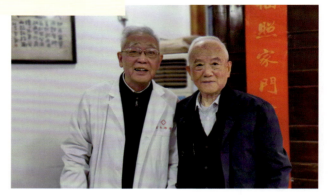

新安寿康方氏通治

国医大师徐经世题字

与国医大师徐经世摄于 2021 年 4 月

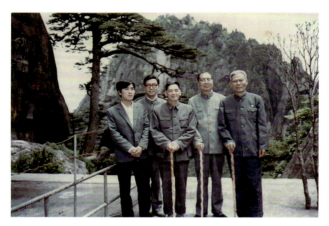

1985 年陪同焦树德、朱良春、路志正（右起）游黄山

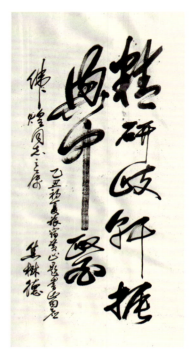

首批全国名老中医之一、
中医"风湿泰斗"焦树德
题字

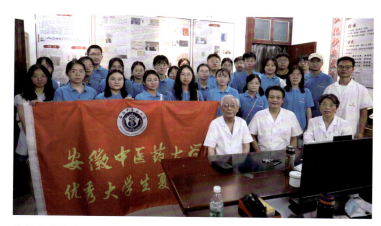

接待大学生来访

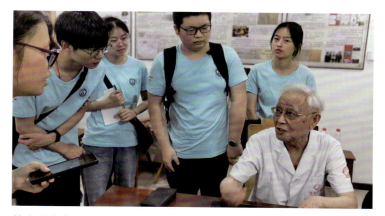

给大学生上课

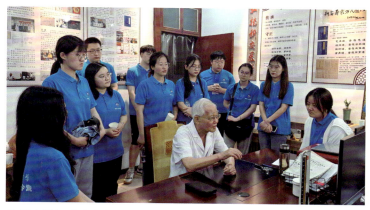

给学生讲解诊脉心得

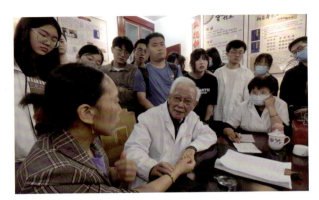

案例教学

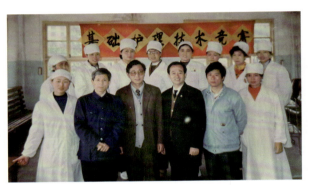

给徽州卫校护理班学生讲课后合影（前排左三为方炜煌）

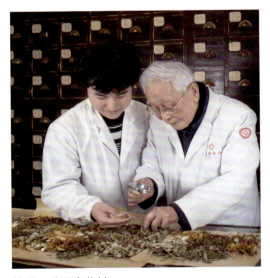

教学：辨识中药材

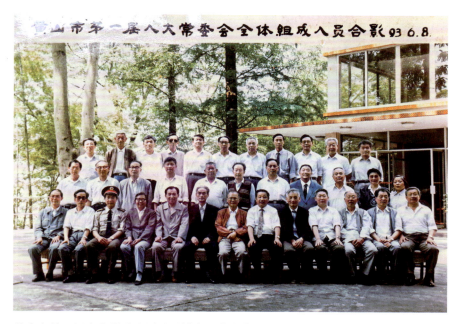

黄山市第一届人大常委合影（后排右三为方炜煌）

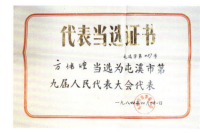

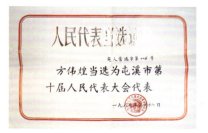

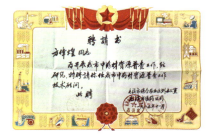

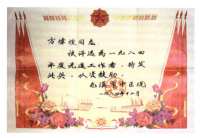

部分证书

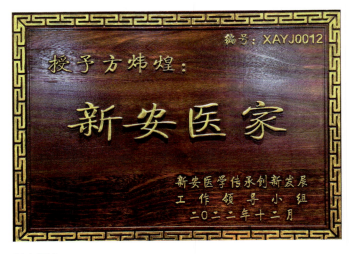

新安医家

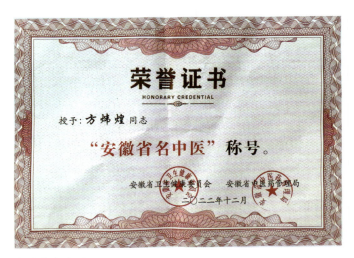

安徽省名中医

方炜煌

医道医案集萃

方霞 方敏 张贵才 来雅庭◎编著

时代出版传媒股份有限公司
安徽科学技术出版社

图书在版编目(CIP)数据

方炜煌医道医案集萃 / 方霞等编著.--合肥:安徽
科学技术出版社,2025.6.-- ISBN 978-7-5337-9226-8

Ⅰ.R249.7

中国国家版本馆 CIP 数据核字第 20251Q5D06 号

方炜煌医道医案集萃　　　　　　　　　　　　　　　　　　方　霞 等　编著

出 版 人:王筱文　　选题策划:吴　玲　　责任编辑:吴　玲　陈会兰
责任校对:张　枫　　责任印制:梁东兵　　装帧设计:王　艳
出版发行:安徽科学技术出版社　　　　http://www.ahstp.net
　　　　　(合肥市政务文化新区翡翠路 1118 号出版传媒广场,邮编:230071)
　　　　　电话:(0551)63533330
印　　制:合肥创新印务有限公司　　电话:(0551)64321190
(如发现印装质量问题,影响阅读,请与印刷厂商联系调换)

开本:710×1010　1/16　　　印张:16　插页:3　　字数:214 千
版次:2025 年 6 月第 1 版　　　印次:2025 年 6 月第 1 次印刷

ISBN 978-7-5337-9226-8　　　　　　　　　　　　定价:58.00 元

徐经世序

山河锦绣,美不胜收;紫气东来,岁次甲辰。今年是中华人民共和国成立七十五周年,举国上下以新的姿态承接新的任务。安徽正着力打造大黄山建设,将会带动新安医学的传承发展。黄山是新安医学的发祥地,素有"北华佗,南新安"之誉。新安名医世家生生不息,医功显赫;杏林菁英,蜚声域外。大好的时代会让新安医学更好地发挥特色优势。

社会瞩望新安之时,名医方炜煌老先生未闲笔墨,将自己的医论和经验编写成书并邀我作序。我们相处四十年,是志同道合的学友。虽居两地,少有会面,但内心一直向往。我和方老初见于20世纪80年代,是在贯彻1982年"衡阳会议"精神的会议上相识的。"衡阳会议"精神旨在拨正中医药的发展方向,让中医药人主管中医药的教学、医疗工作。如此方老和我先后走上中医院领导岗位,承担起医院管理和中医诊疗工作。他如今年至耄耋,仍在临床一线为患者服务,对患者亲近谦和,受到患者敬佩,人称"仲景在世"。方老的无私奉献精神,值得同仁们学习。方老获得"安徽省名中医"和"新安医家"的称号,是实至名归,得其应得。

方老的父亲方霖魁(字迪卿)是民国时期的中医外科名家,故他的习医历程,是在家学传承的基础上又得家外名医传授,并因自己生病得救,更坚定了学医济世的信念。在他的影响和着意培养下,一双儿女也传承医业。女儿方霞毕业于上海中医学院(今上海中医药大学),后分配到安徽中医学院(今安徽中医药大学)附属医院工作,我见证了她从一名普通住院医生成长为医院医疗、教学、科研及医疗管理骨干的历程;她今虽退休而仍有志向从事中医临床,又正式成为我的入门弟子,让我们师徒携手

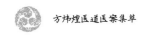

共谋新安医学传承与发展之大计。其子方敏就读于安徽中医学院，毕业后在黄山市中医医院工作，并成为省级非物质文化遗产（新安医学）传承人、基层名中医。方家祖孙三代投身中医事业，体现了中医药临证有序的状态，有利于家学的发挥。这样的传承现在为数不多，值得思考，要向方老学习。

《方炜煌医道医案集萃》分上、中、下三篇，上篇中医修业，介绍其习医经历；中篇中医悟道，内容丰实，理颇有新，尤其对"通法"理论，有似老子所曰"通于一，万事毕"之象；下篇医道实践，为其近年来的诊治验案，以内科为主，兼外、妇、儿、五官科60余病种，一证一方，一病一论，诊治相符，应验有据。为适应现代疾病谱系变化，发挥中医药特色优势，方老尤其重视膏方"治未病"，将其用于慢性病、术后、产后、冬令进补及体质等的调理。是书积方老一生的经验和所学，同业读之当有启迪。

方老医著的整理、撰述和成稿，是方霞、方敏等人数年来艰辛付出的结果，值得点赞。喜庆之余，乐之为序。

九十二叟　徐经世
2024年6月

序

山河锦秀，美不胜收，学气未来，岁次甲辰，今年是建国七十五周年，举国上下正以新的姿态来接新的任务。我们要继续努力打造去势，建设美好的中华……之誉。新安医学……传承发展，也是新安医学的发祥地，更有地利……发挥出特色优势，热望未来。

……正是仰改新安，新安方炜煌老先生来用学里又将自己洞医论研经验编写成书，要我作序，让我回忆起……相处四十年，是志同道合的学友……但内心仍能没有忘怀。我们方老……是在此世纪年代……也正是我们公平衡阳会议"衡阳精神"相逐的……衡阳精神就是振兴中医者……的发展方向，让中医作为……教学医疗工作。如此方老和我先后立业……中医院领导管理和从医诊疗工作，方老的尤为奉献……神值得同仁们学习和发扬。他今年丞老矣，纵死临床仍为病人服务，对病人新道谦和，得到病人敬佩，有称作景在今日方老……力，前来为安徽省名中医和新安医家的荣誉，这是安氏名列……方老医术驰名，是屡于中医世家和自己立志为医的获得……地沟父观……方森魁(字迪卿)是民国时期的中医外科名家，实为新安医学世家继……

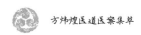

往开来的一代传承之者。如说方圣的习医历程、晚有家传又有家外名医的传授，并又有自己身为疾得救、之让他学医济世的信念。可见方圣是经传承医道世。女儿方东毕业上海中医药大学、毕业后分配到安徽中医院本、并又正式进从医、技高名就学医。而在他的看意着耳濡目染下、二双儿女均传承医道为管理有干的另样、今都退休而有志向的平医临床、并又正式跟随子共谋渐发医学传承与发展之大计。其子方翰就读安徽中医药大学、毕业后在若门而中医院工作、并敢为者始那物经年化遗产（新安医学）传承人、登居名中医、可谓方之家，祖孙三代投身中医药业、体现了中医为临汪有绪的状态、有利于家学的发挥。运择的传承、是为数已多、值得思考、更向方圣学习。

今方圣不辞辛劳、未因年事又将自己经验编为《方炜煌医道脉案集萃》之专着。李康于我。静闲况书分为上、中、下三篇。上篇中医修典、令经自己习医经历、中篇中医院临通、内含年实、理论有机、究其对通医理论，有似老子顷曰：道生一、一生二、二生三、三生万物"之象。下篇医道（实践）为近年来的诊治验案未、以内科为主、章及外妇儿五官科病例近千余病种。二话二方、二病一论、治理相符、病验有据、务运旅现代疾病谱系变化，发挥中医药特色优势，尤其运用膏方在治未病、用于防治病、术后、产后、老年进补及体质的调理，显示出中医药优势之所长。是本积方书一书的经验和效学，同业读之当有启迪。

方老医著在整理、撰述和成稿，是方霞、方毅等人数年来艰辛付出的结果，值得共赞，书成之际，乐之为序。

　　　　　　　　　　　九二五五
　　　　　　　　　　　徐经世　二百四年
　　　　　　　　　　　　　六月百

程健航序

百年寿康三代医
新安杏林一奇葩

　　新安医学是祖国医学中具有重要影响力的学术流派,是新安医家按照祖国医学的经典理论在新安郡(后来又称歙州、徽州,今称黄山市)这块土地上不断进行医学实践发育成长、发展壮大而来。新安医学传承的主要方式是世医家族传承。新安医学萌于晋唐,成于宋元,盛于明清,变革于近代,从古至今,名医辈出,医著丰厚,为祖国医学的发展做出了重要贡献。

　　清末民初,休宁县流口镇枧源村的大山深处走出了一位医家——方霖魁(1890—1963,字迪卿),开启并铸就了新安"百年寿康"的里程碑。1903年,13岁的迪卿先生只身前往休宁"聚和堂"药铺当学徒,1932年入股屯溪"寿康药号",并担任药号经理兼坐堂医生,此后,声名日渐隆起,尤以中医外科见长,人称"寿康先生"。迪卿先生从医整六十载,其精湛的医术和仁厚的医德为世人所称颂。

　　迪卿先生之子方炜煌(1940—　),20岁高中毕业,阴差阳错地考入皖南大学(今安徽师范大学)数学系。当时我国正处于三年困难时期。入校不久他即下乡支援双抢,因劳累和饥饿,患上了浸润性肺结核,这在当时还是难治之症,故只能休学回家养病。方炜煌在药香飘绕的氛围中长大,耳濡目染,深得其蕴。养病期间,父亲用中医药为其治疗,其病情很快有了明显的好转。于是方炜煌一边养病,一边在父亲指导下誊抄医案、习读中医书籍,渐渐地对中医产生了浓厚的兴趣,学习中医的信念与愿望日

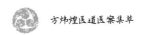

趋强烈。1961年,方炜煌毅然决然地办理了退学手续,放弃了本唾手可得的大学文凭,弃理从医,继承父业。

1963年,迪卿先生因病去世,方炜煌遵照父亲生前嘱咐,拜屯溪名医程道南先生为师。通过刻苦学习岐黄之术,兢兢业业地为患者服务,五年的学徒期三年即出师,于1966年11月,经过考核获得中医师证书(等同大专学历),正式踏上悬壶济世之路。1979年在安徽省500名中医师的考试中获得徽州地区(今黄山市)第三名、屯溪市第一名的好成绩。从医20年后,方炜煌与同门师兄王士荣成为屯溪市中医院(今黄山市中医医院)的青年翘楚,并于1982年担任了中医院副院长之职。此时,他不仅忙于临诊看病,还承担了一定的医院管理事务,同时积极参与中共屯溪市中医院党支部和农工党屯溪支部的活动。1988年7月,在黄山市第一届人民代表大会上当选为黄山市人民代表大会常务委员。此后方炜煌开启了"一肩三副担,妙手总回春"的工作模式,并以极大的热忱投入工作中,展现了其睿智与才干。

1992年,重铸"新安寿康"品牌的信念和责任感在方炜煌的心头愈发强烈,于是,中年的方炜煌做出了人生的第二次抉择,提前退休。经过一段时间的准备,"屯溪寿康诊所"正式挂牌开业。方炜煌始终以"守护一方百姓健康"为己任,一生临证不辍,直至八十高龄仍一周六日应诊,并坚持用纯正的中医思维、中医疗法,打造"百年寿康"品牌,用毕生心血谱写新安医学世家的传承、发展之路。

在方炜煌从医62周年之际,他的医著《方炜煌医道医案集萃》即将面世。该书是方炜煌从医60多年经验的总结,其精髓可以归纳为"辨证＋辨质"的"双辨"思维,以"通"论三焦,调补脾胃为要、固护胃气为先,以及"医门八法"均寓含"通"意等学术观点。他的临证思维方法,在内、外、妇、儿等科疾病的医案中均有阐发,尤其擅长脾胃病、虚劳、肝胆病、肾病、咳喘、月经不调等疑难杂症的诊治及运用膏方进行慢性病、术后、产后、放化疗后及偏颇体质的调理。

　　方炜煌对中医的热爱与坚守深深地影响了子女的事业选择。女儿方霞1985年毕业于上海中医学院中医系，毕业后在安徽中医学院附属医院工作，曾任安徽中医学院第一附属医院医务处主任、安徽省中医药学会第二届肾病专业委员会副主任委员。儿子方敏1990年毕业于安徽中医学院针灸推拿系，2008年被安徽省文化厅确立为第二批省级非物质文化遗产项目(新安医学)代表性传承人，2022年被评为安徽省第三届"基层名中医"。

　　我与方炜煌先生相识于1966年底，至今已有58周年。那时他在屯溪市中医院业医，我还是一名入学才一年多的医学生。五年之后我大学毕业分配到屯溪，与他同在一个系统工作。10多年后，我走上屯溪市卫生局局长的岗位，而他也成为一位名中医，并进入了屯溪市中医院的领导班子。我们相互勉励、相互支持，从不同的角度和岗位，为新安医学发展做出自己的努力。在我们的长期相处中，我觉得方炜煌对中医事业的坚定信念，对新安医学学术的执着追求，以及对患者无微不至的关怀，是他难能可贵的品德。在新安医学百花盛开的今天，方炜煌的医学思想和方氏寿康医学的传承必将为新安医学增添浓墨重彩的一笔。

程健航

2024年5月

前言

　　新安医家的一大特征是以世医家族传承和师传授受的方式延续学术思想和医德医风。他们既保留了新安医学尊程朱理学、重家学传承的禀性,又悉心实践,重视临证创新。在新安现代医家中,方炜煌(曾用名:方伟煌)主任医师便是家学与师授两者兼得的杰出代表之一。他少承父业,师承名医程道南,尊经典,重实践,六十余年如一日,兢兢业业,服务一方百姓。坚持纯正的中医思维,贯彻纯粹的中医疗法,德术享誉皖南地区,活人无数,医泽广被。他用毕生心血谱写着新安名医世家的传承、发展之路。

　　为了更好地发掘整理、提升新安医学传承路径,研究世家名医学术经验,在安徽省首批地域特色流派工作室——"新安方氏通法流派传承工作室"建设项目的支持下,在众多领导、专家和同仁的鼓励下,我们开展了有关档案史料、家族资料的查找和整理,对家父学术文章、口述录音、手稿及堆积如山的病历和处方原件进行了部分整理、录入,并对见证其学习和工作的同学、同事及患者进行了专项访谈;历时2年余,在张贵才主任、来雅庭主任的直接参与下,完成了《方炜煌医道医案集萃》的编撰工作。这项工作既是我们弘扬家学应尽的义务,也是对挖掘新安名医世家学术思想的一次尝试。

　　全书设上、中、下三篇,共15章,分别以中医修业、中医悟道、医道实践为主题,全面介绍方炜煌习医、行医历程,系统总结其学术思想、临证经验和20余首经验方的药物组成,通过对60余种病症、160个案例的剖析,全面展示了其临证思维及学术观点在内、外、妇、儿等科疾病治疗及养生保健方面的具体运用,阐述了其在家风传承、家学创新、传承人培育和"新

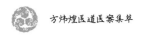

安寿康"品牌建设中取得的成就。因时间关系,我们重点对其2000年以来的部分案例进行了整理,总结的内容尚不能盖其全貌,希望今后能采取大数据模式予以更好的挖掘。

2024年4月,国家中医药管理局为贯彻实施《中共中央 国务院关于促进中医药传承创新发展的意见》,深入实施中医药振兴发展重大工程,打造中医药综合改革试验田,根据《国家中医药传承创新发展试验区建设管理办法》,确定54地国家中医药传承创新发展试验区,黄山市为其中之一,新安医学的继承和创新发展成为黄山市建设发展越来越重要的着力点。总结是为了更好地传承、发展,我们将再接再厉,做好"新安方氏通法流派传承工作室"和"新安寿康"品牌的建设工作,为国家中医药发展战略、新安医学再创辉煌尽绵薄之力。

方 霞 方 敏

2024年4月27日

目 录

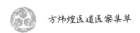

上篇

中医修业

绪言

发源于新安江流域的古徽州地区（今以黄山市为核心区域，宋代定名徽州前曾称"新安"），是我国南宋时期著名思想家、理学家、教育家朱熹的故里，这里的人们读朱子之书，秉朱子之教，崇尚邹鲁之风、儒家之道，格物致知、格物穷理、天地良心、修身养性等思想深入人心。在这样的社会氛围中，医学作为儒家学术备受尊崇，医生成为追求格物穷理理想、完善自我道德修养和展现天理良知最好的职业，"不为良相，则为良医"成为人们的共识和价值标杆，为新安名医的层出不穷奠定了思想认知和社会根基。据史料不完全统计，自宋迄今，800 余位医家，撰有医学著作 800 余部[1]，突出的学术成就及对中医学说发展的深远影响，成就了中医发展史上"四大"地域性学术流派（旴江医学、新安医学、孟河医学和岭南医学）之一[2]——新安医学。

在"医以活人为心"思想的指导下，一代代新安医家渊源《黄帝内经》（简称《内经》）、《难经》，师法仲景，融汇刘河间热证、张子和外感、李东垣内伤、朱丹溪杂病，脉络相承，兼收并蓄，博采众长，各有己见，且治法灵活，疗效显著，出现了异彩纷呈的新安医学流派及世家医学，在基础理论、临床医学、药物学、针灸学及中医教育等方面均有阐发。陈雪功[3]将新安医家学术思想概括为汪机"营卫一气说"、孙一奎"命门动气说"、方有执"错简重订说"、汪机"新感温病说"、余国珮"燥湿为纲说"、汪昂"暑必兼湿说"、吴澄"外损致虚说"、郑梅涧父子"养阴清肺说"、程国彭"八纲辨证说"

及"医门八法说"十大学术思想。新安医家重视著书立说,如南宋张杲的《医说》,明代江瓘的《名医类案》、吴昆的《医方考》,清代郑梅涧的《重楼玉钥》、吴亦鼎的《神灸经纶》,均为我国相关医学领域最早的专著;近代备受推崇的"中国十大医学全书"中,出自新安医家之手的便有明代御医徐春甫的《古今医统大全》、清代御医吴谦的《医宗金鉴》和程杏轩的《医述》三部,可谓皇皇巨著,厥功甚伟。众多新安医家在祖国医学学术理论创新中取得了令人瞩目的成就,对我国特别是明清时期中医学说的演变和发展产生了深刻的影响。

新安地域能高密度地产生高素质的儒医群体,除有特定的社会环境、文化背景、经济基础外,更与世医家族传承有极大关系。据学者研究统计,从南宋以来,新安世医家传五代以上的共有100余家[4]。歙县黄孝通于南宋孝宗时御赐"医博",历经二十五世,代不乏人,至今800余年,成为新安医学史上传承最久的妇科世家;歙县的郑氏喉科自清康熙年间,郑于丰、郑于藩兄弟两人一源双流,世传迄今十余世300余年;明代歙县名医张守仁首传的"张一帖",至今已历经16代400余年;还有新安王氏内科、歙县上丰舍头程氏内科、吴山铺程氏伤科、休宁舟山唐氏内科、梅林江氏妇科、蜀口曹氏外科、祁门胡氏骨伤科等都以医学世代相传。名医世家一代一代薪火相传,使学术理论研究一脉相承,促进了临床专科的发展和新安医学学术的兴旺。时至当代,还有徐经世、韩明向、张舜华、曹恩泽、胡国俊、黄孝周、王士荣、高道煌、方炜煌等"新安医家"薪火相传,引领着新安医学的发展走向。因此,有专家、学者赞誉新安医学是中医药学"宝库中的宝库"、明清时期中医药人才的"硅谷"。探究新安医学取得如此辉煌成就的原因,我们认为与古新安社会固有的文化属性、医学世家代代承袭的传承模式及在实践中谋求理论发展的创新精神息息相关,是古新安社会、人文、科技发展的必然成果。

一、历史的必然性

在绵延两千多年的历史长河中,中医药学的发展历程始终贯穿着理论学术的不断递进、发展和现实案例的应用及治疗方法上的创新。"问渠那得清如许,为有源头活水来。"新安医学作为中医药学在地域学术流派中的佼佼者,其理论根基为《黄帝内经》,其理论观点、学术见解源于历代各家学术思想,源于徽州深厚的徽文化及得天独厚的自然环境、良好的社会氛围、繁荣的徽商经济,这些为新安医学的形成和发展提供了丰富的精神食粮和丰厚的物质基础。更为重要的是,一批批拥有儒家思想的新安医家,不断地将理论上的新见解、诊疗技术上的新方法及药物运用的新体验,融入日常诊疗活动之中,不仅有力佐证了学术观点的正确性,还为中医理论的持续创新、发展提供了可靠的临床资料,充分体现了新安医家"格物穷理"的精神实质。由此可见,自宋以来新安医学能持续性发展是具有历史必然性的。

二、文化的交融性

文化是人类在社会历史进程中所创造的物质财富和精神财富的总和。中医药学是中华民族在繁衍发展过程中逐渐形成并建立起来的独特医学体系,从中医学的哲学背景、思维方式、研究方法到遣方用药等方面都深刻地受到中华传统文化的浸染,其文化内涵体现在物质资源(医药文化遗址、文献文物等)与非物质资源(理论体系、知识、方法等)两部分,构成了一个完整而统一的中医药文化体系。新安医学作为地域性中医学,其最显著的文化特质就是徽文化与中医药文化的有机结合和碰撞,有着极为丰厚的物质资源和非物质资源,属于非物质文化遗产和中医药传统知识保护范畴。

受"程朱理学"思想的熏陶,徽州习医者多有自幼攻读儒学的经历,对传统文化熟稔不已,追求做人、做学问,常以"博学之,审问之,慎思之,明辨之,笃行之"的标准要求自己,形成了以儒医为特征的医疗群体。他们擅长总结经验、著书立说,普遍的做法是将患者病情、遣方用药的体会及时记录在案,形成医疗档案即医案;行医到一定年份将积累的医案整理成册,成为医家从医历程最真实的史料,也成为个人学术见解和理论观点产生的摇篮。医案不仅反映了医家的学术观点、诊疗特长,在一定程度上也能反映当时的经济、文化、气候、民俗及发病特点等,是新安医学学术品质和社会人文相互交融的载体。

三、学术的传承性

徽州历代皆以从儒攻举子业为重,书院、私塾林立,著书立说蔚然成风,素有"东南邹鲁"之誉。"不为良相,则为良医"是众多新安医家步入岐黄之途的主导思想;济世活人,光宗耀祖,成为医学世家先祖们的"座右铭"和终身希冀,通过父传子、子传孙……的口传心授,以实现临床经验的传承和发展。因此,新安医家历来重视家族传承的教学模式,使得一些实用性技巧和用药经验得以在家族中传承,甚至成为独门绝技,流芳百世。在学术上,形成了新安医学个体化突出、技巧性强及世代传递的特征。

《方炜煌医道医案集萃》从中医修业、中医悟道、医道实践三个主题,介绍了方炜煌先生的习医经历、学术经验及临证有效医案,展示了方炜煌在家风传承、家学创新中取得的成就,在推动新安医学发展中所做的贡献。

第一章

医事传略

第一节

以父亲为榜样

父亲方霖魁(1890—1963),字迪卿(后称迪卿先生),新安休宁县流口区鹤城乡枧源人,从医六十年,精研岐黄,勤习理法方药,治验效如桴鼓,尤其擅长中医外科,著有《乳部外症的体会》抄本传世,为近现代新安名医。1932年任屯溪寿康药号经理兼坐堂医生,1941年任屯溪镇国药商业同业公会第一届代表大会常务委员,1944年任理事长;1945年担任中国国医馆安徽省分馆副馆长;1948年获国民政府卫生部颁发的中医师证书;1951年与程道南先生等共同组织成立屯溪第一联合诊所,1959年合并为屯溪中医医院,任该院外科中医师。1963年5月因病去世。

据传祖辈有多人行医乡间,常用自采的中草药及针灸、推拿术为乡邻治病,尤擅长小儿惊风、妇科病的医治及接生术。其父因病早逝,家境贫寒,迪卿先生仅读三年私塾;

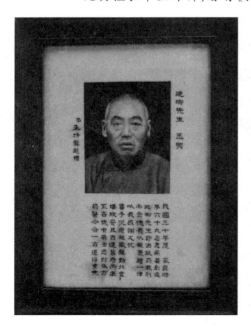

患者儿子赠迪卿先生瓷板画肖像

为学一门手艺糊口谋生,13岁那年母亲将其送至休宁邑城内"聚和堂"药铺当学徒(《休宁县卫生志》《休宁县药物志》《休宁当代人物》《徽州地区简志》等载)。每天看到被生活的艰辛与疾病的折磨双重摧残的贫困百姓,便激发了他学习岐黄之术的勇气和决心,从此开始了白天干活夜间自学的艰难历程。他利用在药店干活的便利,广泛收集医家处方,对照岐黄经典医籍、医案,挑灯夜读,潜心自修,逐渐领悟了中医"理、法、方、药"医理和中药"君、臣、佐、使"配伍,也逐步熟悉了诸多医家的治病特点和用药特色。店中坐堂医邵虎臣见其如此好学,便常给以点拨。通过十余年坚持不懈的努力,他在中医医理、中药药性等方面打下了扎实的基础。1915年,迪卿先生自荐去屯溪西镇街"益生仁"药号供职,又得该店坐堂医叶月如(休宁潜阜人,擅内、外科,尤精妇科)的悉心教诲,医术渐进,名声逐起。1932年,迪卿先生入股屯溪"寿康药号",并受聘任药号管事(经理)兼坐堂医生,求治者日增;1947年辞去经理一职,专事医务[5]。

迪卿先生内外兼修,擅长中医外科,认为外科疾病的诊疗也应以辨证论治为核心,主张从整体出发,外病内治,推崇"固本培元"理论,重视调补脾胃在外科疾病治疗中的作用,强调外科疾病需内治、外治并进。著《乳部外症的体会》一文[6],

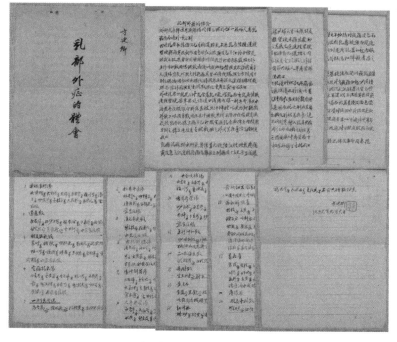

《乳部外症的体会》手稿

阐述"有诸内必形诸外"的机理和诊治经验,总结治疗疮、疔、痈的内服方剂和外用验方。如先生认为"乳痈"一证,系因肝胃郁热、乳汁淤积、外部毒邪入侵而致,当以疏肝清胃、通乳散结、清热解毒为法;每以自制"一醉忍冬汤"(又名"一剂忍冬汤")治之。方用忍冬藤、蒲公英各60克,雄黄3克,兑黄酒煎服,轻者日一剂,重者日二剂。中病即止,以护胃气。伴有寒热、身痛等表证者,加柴胡、薄荷、防风、荆芥;热毒重者,加黄芩、赤芍、半枝莲、大青叶;乳房结块者,加全瓜蒌、广郁金、绿萼梅、牛蒡子、橘叶;乳汁不通者,加通草、山甲片、漏芦、王不留行、路路通。另外用陈茶汁调涂"明雄散"(明矾、雄黄等份研细末)于患处。

案例一:

刘某某,女,21岁。产后月余,突然畏寒发热,口干喜饮,右乳房结块,红肿疼痛,乳汁不通,溲赤便秘,治宜清热通乳,疏风散结。方用忍冬藤、蒲公英各60克,连翘、路路通各9克,薄荷(后下)5克,全瓜蒌30克,黄芩6克,雄黄3克,兑黄酒煎服,局部外涂明雄散。一剂热退,三剂而安。

治疗肠痈:迪卿先生据"六腑以通为用"理论,以通里攻下、清热解毒为治疗大法,药用生大黄、红藤、败酱草、蒲公英、枳实、槟榔等,其中蒲公英、红藤常用至60克以上。同时外敷"千槌膏"(千槌膏,又名红药膏。配方:制松香300克,麻仁240克,净乳香、没药、血竭、黑丁香、樟脑各45克。制法:以上各药取净末,先将麻仁杵为泥,余药和,再加辰砂250克搅匀,药色呈鲜红为度,后加入麝香、冰片各3克,千槌成膏),以消肿止痛。[7]

案例二:

吴某某,男,25岁。右下腹疼痛拒按,恶心欲吐,伴高热,大便秘结,舌苔黄糙,脉滑数,辨病系肠痈,治以通里攻下,清热解毒。药用:生大黄(后下)、败酱草、桃仁各10克,红藤60克,枳实、槟榔各9克,日二剂,同时外敷千槌膏。药后便下热退,继以每日一剂,连服五剂,诸症向愈。后以四君子汤调治而愈。

治疗疔疮走黄:迪卿先生创制"疔疮膏"(疔疮膏,又名黑药膏。配方:

葱薤、制松香各60克,黄蜡30克,乳香、没药各9克,铜绿、百草霜各15克,白蜡6克,麻油18克。制法:先将麻油煎滚,再下黄蜡,后下各药,熬制为膏)。此药膏对疔疮有着良好的疗效,往往外贴数日便使疔疮消散。对一些由于挤压疮口或治疗不当而致的毒邪扩散,内陷营血的"疔疮走黄",迪卿先生每用"黄连解毒汤"合"犀角地黄汤"化裁,同时外用"疔疮膏"奏效。[7]

案例三:

李某某,男,16岁。患者四天前于下唇左侧起一粟米状黄色小疱,次日疼痛非常,继之畏寒发热,局部肿胀,原医以草药(药名不详)外敷不效。继则高热烦躁,神昏乱语,耳红面赤,伴头项俱肿,舌红少苔,脉细数。此系毒邪入营,侵犯心包,损伤阴津之危证。先生急以清热解毒,养营护阴治之。药取黄连6克,生地30克,生山栀、黄芩、赤芍、丹皮、玄参、麦冬、木通各10克,日灌服二剂,外贴疔疮膏。三日后热退神清,可食稀粥,续治十日而愈。[7]

在行医过程中,迪卿先生时常为贫困者送诊给药,不取分文,还在生活上、往返路程及食宿上给予接济,以自己的赤诚之心救治了许许多多清贫的患者。尤其是抗日战争和三年困难时期,流口老家乡民放木排顺江而下,时常搁浅在屯溪河面,生活无依,他就发放钱粮给予帮扶;也经常接济居住在新安江边以水运为生的穷苦船民。

迪卿先生一生倾心证治,医术高明,为人治病无门户之见。他认为治疗外科疾病中西医各有所长,病情需要时宜先用西药进行局部麻醉,施行排脓手术,以缓解患者疼痛之苦,然后敷中药消炎生肌,每多效验。迪卿先生关心患者疾苦,医德高尚,深得当时各阶层人士的拥戴,被患者誉为"寿康先生","寿康药号"也因之而声名远播。1942年他被推选为屯溪镇商会第二届会员代表,1944年又当选为"休宁县屯溪镇国药商业同业公会"理事长,团结广大医药同仁,规范管理,促进行业健康发展。为了方便老街店家职员看病,率先在"寿康药号"实行凭卡记账就诊取药、年终再行

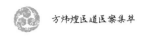

结算的模式,极大地方便了百姓就诊。

新安婺源程氏医学第六代传人程雪影(1909—1976)医学经验丰富,学术见解独到,一生酷爱诗文、书画、金石。20世纪40年代,程雪影来屯溪行医期间,与迪卿先生相识并结下了深厚友情。1943年仲夏,即癸未年农历五月,程雪影为迪卿先生作画一幅,并以唐代白居易《移牡丹栽》诗一首"金钱买得牡丹栽,何处辞丛别主来。红芳堪惜还堪恨,百处移将百处开"相赠,称迪卿先生为"迪卿大医士",足见程雪影对他医术、人品之敬重。

中华人民共和国成立后,迪卿先生干劲更大,不仅全身心地扑在医疗事业上,还处处关心社会发展。1950年,其发现屯溪黎阳通往隆阜的黎溪小石桥年久失修,不但影响百姓通行,还有倒塌的危险,可能会对人身造成伤害。出于医者仁心和社会责任,他发起了"修理黎溪石桥募捐"活动,张贴"黎溪小石桥募捐启"公告,联络屯溪大户商号24家,为修建黎溪石桥筹集资金;还主动承担了募集资金的管理,分户分类建立账目,认真记录工程修建的石料、水泥采购和人员工费等开销明细,公开、公正、廉洁地完成了黎溪石桥项目修建工程,受到了全体募捐商户及百姓的一致赞许。

1950年10月,随着抗美援朝战争爆发,一大批医药卫生工作者投入抗美援朝战场及保卫新中国的国防建设中,地方医疗资源不足。为了适应形势发展及人民群众日益增长的防病治病需求,华东军政委员会根据政务院颁布的《关于充实国防建设中的卫生人员的决定》与《关于组织联合医院、联合诊所的指示》精神,以自愿合作、民主管理、集体经营、政府领导为原则,号召中西医药卫生人员组织起来,走社会主义道路。指示一经下达,全区广大中西医药个体医生、药师积极响应。迪卿先生与程道南先生是最早响应政府号召的,他们内、外两大专科联手,率先垂范,组织成立了屯溪第一联合诊所,也成为第一联合诊所业务开展的中坚力量。随后第二、第三联合诊所相继成立,到1953年9月底,徽州全区共计组建了联

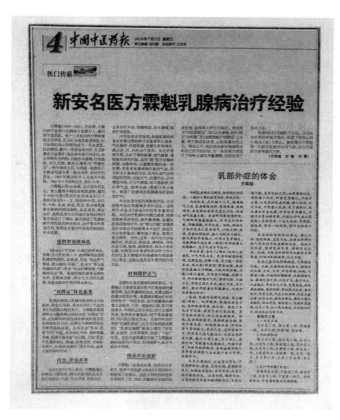

迪卿先生乳腺病治疗经验总结

合诊所49所,至1957年发展到78所,为提高广大人民群众的防病治病和健康保健水平创造了有利的条件。

1959年,迪卿先生与程道南先生又联合其他在屯溪的诊所,组建成立了屯溪中医医院(今黄山市中医医院),开创了社会主义现代中医医院的雏形。他为发展、创新新安医学事业任劳任怨,积劳成疾,于1963年病逝。

迪卿先生一生诊务繁忙,无暇著述,仅留下医案二册及《乳部外症的体会》手稿一份,其后人将其中宝贵的学术思想、诊疗思路、用药特色、经验方剂及典型病案整理成文,相继发表于专业报刊上,为新安医学留下一份珍贵史料。当年迪卿先生临证时常随身携带一枚"半养生"印章,印证了他以"仁德之心、岐黄之术"惠人度己的济世思想,以及"厚德责己、虔诚思悟、医术济世、知行合一、止于至善"的大医情怀,为新安方氏医家树立了仁医家风。

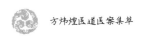

第二节
从数学到中医

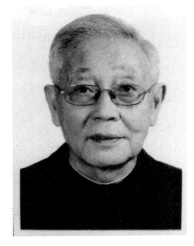

方炜煌先生

方炜煌(1940——),主任中医师,中共党员,农工民主党党员,安徽省第三届名中医,黄山市首届新安医家。曾任屯溪市中医院(今黄山市中医医院)副院长、黄山市中医药学会第一届理事会常务理事、安徽省中西医结合研究会活血化瘀专业委员会常务委员、黄山市第一届人民代表大会常务委员会委员。1992年创办"屯溪寿康诊所"。

方炜煌是在"寿康药号"里长大的,目睹了用竹床抬来、板车拉来的患者经过父亲的精心诊治后,一个个转危为安、康复痊愈,小小年纪就充满了对中医中药的好奇和神往,萌生了做一个像父亲这样能治病救人的大夫的愿望。

方炜煌自幼聪颖,刻苦认真且悟性高,学习成绩一直名列前茅,读高中时,学校将其分在理科班,按当时的政策错失了报考中医药院校的机会。1960年,弱冠之年的方炜煌被皖南大学(今安徽师范大学)数学系录取。接到录取通知书后的方炜煌很失望,思想斗争很激烈,但最终还是服从安排,前去皖南大学报到学习。

1960年夏秋季节,正值我国三年困难时期的第一年,加之苏联撤走专家,追还债务,我国国民经济受到严重摧残。方炜煌刚进学校就响应号召前往农村支援"双抢",被分配在芜湖市卢岗公社十里大队,白天割稻、打稻,夜间配合大队干部执行秋护任务。繁重的体力劳动,加上困难期间,每日只有稀粥充饥,致其营养不良,体质下降,积劳成疾,双抢结束返校即开始发热、咳嗽,经检查确诊为"浸润性肺结核",属中医"肺痨"范畴。当时此病属于难治性疾病,具有一定传染性,学校劝其办理休学手续回家治疗。

事物总是存在着两面性。在艰难岁月里染上难治的病,原本是雪上加霜的厄运,但经过父亲一段时间的精心调治,病情很快好转,还能跟随父亲誊抄医案,研读中医书籍。俗话说"秀才学医,如笼中捉鸡",方炜煌有扎实的文化功底,很快就尝到了习读中医书籍的甜头,深奥的经典医籍经过研读背诵和父亲的口传心授,加上亲身体验,医理逐渐清晰,再次激发了其学习中医的热情,坚定了要当一名中医大夫的决心和信心。于是,方炜煌毅然办理了退学手续,弃理从医,立志传承父业。因病得"福",圆了以父亲为榜样治病救人的心愿。

1963年6月,父亲迪卿先生积劳成疾,因病辞世。遵照父亲的生前嘱咐,方炜煌抱着一颗赤诚之心,拜父亲生前的同道好友、屯溪中医医院著名新安医家程道南先生为师,开启了自费学习中医的历程。

第三节
名师带路　研修悟道

程道南(1914—1994),屯溪阳湖中充村人。13岁便师从沪上名医郭柏良,孜孜八载,聆教侍诊,尽得郭师赏识与真谛,并在上海闸北红十字会诊所悬壶济世。1933年,程道南先生返回故里,悬壶屯溪,很快声名鹊起。业医近七十年,精通中医内、妇、儿科,尤擅长疑难杂症的诊治,学验俱丰。1981年,越级晋升为主

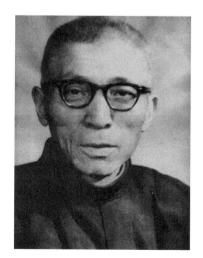

国家级名老中医、新安名医
程道南先生

任中医师;1991年经国家人事部、卫生部、国家中医药管理局遴选为全国继承老中医药专家学术经验指导老师,享誉国家名老中医殊荣,为现代新安医学之大家。

名医出高徒。程道南先生(后称先生)常告诫学生"学医要先学做人",一名大夫不仅要有良好的医术,更要有高尚的医德,医者仁心才能更好地服务患者,履行治病救人的天职。在教学中,先生采取理论与实践"双管齐下"的方法,注重教授中医基本理论的实际运用,还将自己的学术思想与临证经验尽相传授。在先生的严格要求和精心培养下,加上方炜煌原有的家学基础和刻苦钻研的劲头,原定五年的学徒期,仅用三年便告出师,于1966年11月经过考核获得中医师证书,正式踏上悬壶济世的漫漫之路。因方炜煌学习勤奋、独立应诊能力强,深得先生赏识,成为先生的得意门生。

1979年卫生部召开第一届全国中医代表大会,正式成立"中华全国中医学会"(1988年更名为"中国中医药学会",2001年更名为"中华中医药学会"),曾任卫生部部长的崔月犁担任第一任会长,中医迎来发展的机遇期。同年,安徽省制定了在全省考试选拔500名优秀中医人才的计划。在这次考试中,方炜煌以扎实的中医理论功底,取得了黄山市(原徽州地区)单科(中药方剂)成绩得分最高,总课目(中医基础、临床各科等)成绩全市第二

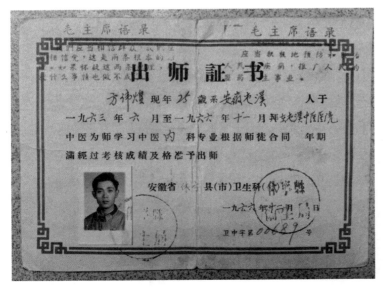

中医学徒出师证

名、屯溪市（区）第一名的好成绩。按政策方炜煌获得等同大专的学历，晋升为中医主治医师，并纳入国家干部管理体系。1982年方炜煌被提拔到屯溪市中医院（今黄山市中医医院）副院长岗位，1988年始担任黄山市第一届人民代表大会常务委员会委员。走上管理岗位的方炜煌一心致力于中医院的管理和建设，致力于新安医学的传承和发展，多次提案呼吁重视新安医学古籍的挖掘、整理工作。1987年，黄山市新安医学研究所成立之时，方炜煌无偿捐献家藏《方氏脉症正宗》古医籍孤抄本，并积极参与了《新安医籍丛刊·方氏脉症正宗》的点校出版工作，此系列丛书获得1990年华东地区科技出版社优秀科技图书一等奖；1985年被聘为屯溪市中药材资源普查工作技术顾问，开展了大量调研工作。但无论管理工作、社会事务多么繁忙，方炜煌也坚持出诊，做到行政、业务两不误。

第四节
自我疗疾成铁杆中医

方炜煌跟师期间，起早贪黑地学习，因过度劳累使体质进一步下降，旧病复发，出现了咳嗽、咯血症状，经胸片检查有"肺空洞"形成。此时方炜煌已成家并育有一女，加之自费学医，学徒期间没有收入，仅靠夫人一人工资维持生活，经济上十分困难，其就自拟养阴清肺、宁络

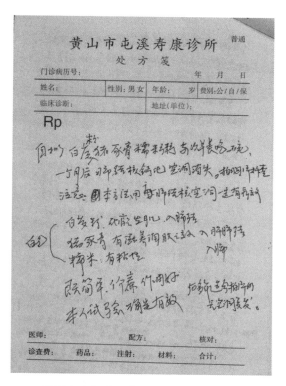

解析白及粉猪䐓膏糯米粥治肺结核机理

止血药治疗，自拟"白及粉猪豕膏糯米粥"（在糯米粥中加入白及粉、猪油及白蜜）调养。经过一个多月的调治，不仅咳嗽、咯血症状消失，胸片复查示肺空洞愈合。六十余年来，此病未再复发。常言都说医生治不了自己的病，而方炜煌敢于给自己开药方，大胆实践，不仅疗愈了顽疾，也奠定了固本培元、顾护脾胃、药疗食疗并重的学术基础。他是这样解读"白及粉猪豕膏糯米粥"疗效的：白及具有收敛止血、化瘀生肌的作用，猪油具有很好的养阴润燥、补肺止咳、通便解毒之功，白蜜有清热解毒、润肺化痰、理气消滞之效，糯米具有补中益气、健脾养胃、止虚汗的作用，此方配伍最适宜肺结核的治疗及病后体虚者的康复。他运用中医药治疗"浸润性肺结核"，亲身体验到中医药"简、便、廉、验"的特点。这些经历进一步坚定了他运用中医药救死扶伤的信心和信念，让他成为一名铁杆中医。

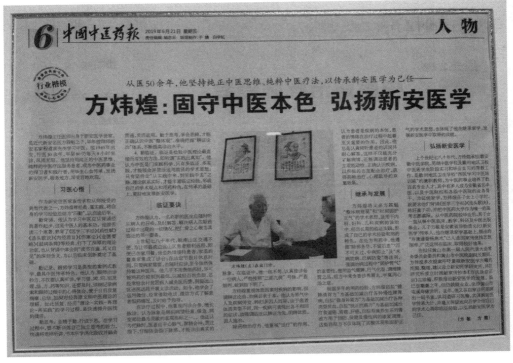

2019年4月21日《中国中医药报》行业楷模专栏报道

第二章

医道求真

第一节

选对书籍　事半功倍

　　中医古籍浩如烟海,如何选择是一个非常重要的问题,也是初学者经常遇到的难题。先生尝谓:"经典是中医的精华,背诵经典是中医的基本功,学好用好经典是取得疗效的关键。"方炜煌认为学习中医从经典医书入手,既便捷又精准高效。被业界公认的经典著作有《黄帝内经》《难经》《伤寒论》《金匮要略》《温病条辨》《神农本草经》等,方炜煌根据自己的学习经验,将中医经典著作分成三大类。

　　第一类是需要熟读背诵的书,诸如《医学三字经》《汤头歌诀》《药性赋》《濒湖脉学》等,通过这类普及性经典著作的学习,可较快建立中医学理论框架体系。方炜煌认为这类书要读得滚瓜烂熟,最好能做到全面背诵。习医之初,在先生的严格要求下,方炜煌就背诵了《医学三字经》《汤头歌诀》《药性赋》等,为日后临证运用时做到引经据典、信手拈来打下了扎实的理论功底。方炜煌认为背诵经典原文是每一位学习中医之人必须下的笨功夫、苦功夫,也是最重要的基本功。少年时期记忆力好,是背诵经典的最佳时期。如《医学三字经》《汤头歌诀》类的中医启蒙书,不仅是学习中医的入门教材,也是普及中医药文化的读本,若能在中小学生中推广阅读,无疑是培养中医药兴趣爱好,练就中医"童子功"的好方法。方炜

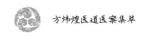

煌在其子女上小学二三年级时,就选择了《医学三字经》《汤头歌诀》对他们进行中医药启蒙教育。

第二类是精读的案头书。如《黄帝内经》《伤寒论》《金匮要略》《神农本草经》《医经原旨》《医学心悟》《医学衷中参西录》等,这些中医经典的学习是中医入门进而登高的必由之路,是培养中医临床思维能力、提升临床专业技能的必读书。这类书的学习方法是反复研读,在临证中用心体会,加深理解,感悟其间的内涵,不断增强对著作中学术思想的认识,做到文理与医理相结合、局部内容与整体思想相结合、理论与实践相结合的阅读,方能不断提高理论水平,不断提升专业技能。

第三类是博览泛读的名著。如内科名著《脾胃论》《丹溪心法》《温病条辨》,外科名著《疡医大全》《外科正宗》《刘涓子鬼遗方》,妇科名著《妇人大全良方》《傅青主女科》,儿科名著《小儿药证直诀》,五官科名著《重楼玉钥》,针灸科名著《针灸甲乙经》及医案名著《名医类案》《临证指南医案》等,这些书应结合自己的专业有的放矢、有重点地选择,做到系统览读,逐步扩大知识范围。此即张仲景所倡导的"勤求古训,博采众方"之精神。

《黄帝内经》字字珠玉,博大精深,是中医药学之圭臬。方炜煌特别强调对《黄帝内经》的学习要讲究方法,不仅要全面阅读、重点记忆,还要有主题地、由浅入深地精读、细读,要将《黄帝内经》各篇关于生理、病理、治则、治法、摄生等方面的理论,融入后世医家著作中,前后联系起来读,要坚持不懈地在临证中反复参悟、验证,做到"旧书不厌百回读,熟读深思子自知"。只有理论与实践交融渗透、互参互证,以达前后贯通、活学活用,方能萌生自我之见解,正所谓"温故"才能"知新","推陈"才能"出新"。

方炜煌认为中医经典的学习是一个由粗浅到深入再到升华的过程,是中医理论与临证相结合的实践、验证过程。总而言之,要持之以恒地"学经典,做临床"。

第二节

勤耕不辍　勤以致远

在迪卿先生"凡事抬头求人,不如低头求己""学中医要自律、自省"的教诲中,方炜煌刻苦、勤奋,"勤背诵、勤记录、勤思考、勤临证"是其学习中医的要诀。

1. 勤背诵,熟读经典意自明

背诵经典是学习中医者的基本功,是学好、用好经典的必由之路。早先方炜煌家住屯溪黎阳小溪旁,从师侍诊期间,每日天蒙蒙亮,他就搬条小板凳到小溪边,像唱戏一样大声诵读中医典籍,一读就是两个多小时;每天重复之前所学内容,再增加新的篇章,日复一日,经过数十遍乃至上百遍的阅读、背诵,最终做到出口成诵,形成自然记忆;平日里,还随时随地哼唱《汤头歌诀》,做到"曲不离口"。三年的寒暑苦读,先后背诵了《医学三字经》《药性赋》《汤头歌诀》《医经原旨》,熟读了经典名著《黄帝内经》《伤寒论》《金匮要略》《温病条辨》等医籍原文,打下了扎实的中医理论根基。古人云:"读书百遍,其义自见。"他认为反复朗读和记忆,不仅能加深对医理、药性的理解,临证中还能产生经典原文脱口而出、应手取效的功力。

2. 勤记录,书山有路勤为径

中医传统的教学模式是跟师,这是理论密切联系实践的学习方法,属典型的案例式教学。方炜煌在跟师期间,白天聆听先生对理、法、方、药的讲解,学习望、闻、问、切等基本功,并将先生所讲、临证所见、读书体会、疑难困惑等及时记录下来;夜晚对照记录,进一步揣摩先生所讲,寻找典籍原文加深理解。方炜煌认为,所记内容不仅见证了学业的点滴进步,成为日后复习更新认知的基本材料,也是学习先生学术思想和诊疗经验的原

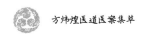

始资料和重要依据。方炜煌跟师三年,养成了"勤记录"的习惯,独立出诊后,无论是有效案例还是疑难病例,也都随时做好记录。他认为"勤记录"是总结经验、快速提升医术的有效方法。

3.勤思考,消化吸收悟医理

业精于勤,行成于思。先生常教导要灵活学习,善于思考、思变,才能成为一名高水平的中医。习医之初,先生就要求遇到问题先独立思考、查阅经典,有了自己的初步认识后再听他讲解,以此训练运用中医理论和独立应诊的能力。虽然先生的做法很严厉,但教学效果很好,不仅训练了他的中医思维能力,也培养了他爱思考的习惯和分析、解决问题的能力,加快了学习进度,仅用三年时间就完成了五年的学业。读书不思考,犹如吃饭不咀嚼,就不能很好地消化吸收;方炜煌认为学医若不独立思考,省悟医理就难以入微,难以求得规律,难以形成自己的见解。多年以后,他学习先生严谨的治学态度,在带教中也要求学生"先思考、勤思考"。

4.勤临证,千锤百炼见真谛

疗效是中医的生存之本,是检验学术经验的唯一客观标准。方炜煌遵循孙思邈《大医精诚第二》所云"故学者必须博极医源,精勤不倦,不得道听途说,而言医道已了,深自误哉"及迪卿先生"纸上得来终觉浅,觉知此事要躬行"的教诲,坚定"实践出真知"的信念,始终把临证作为头等大事,坚守临床实践六十余载,直到耄耋之年仍坚持每周出诊六日,用纯粹的中医思维、纯正的中医疗法服务患者。通过大量的临床案例,总结出"辨证＋辨质"的"双辨"思维,以"通"论三焦,调补脾胃为要、固护胃气为先,及"医门八法"均蕴含"通"意等学术观点。

不积跬步,无以至千里。方炜煌认为学习中医要持之以恒,要用一辈子的时间去实践。学习中医的方式和途径有多种,向经典学习,向老师学习,向同行学习,更重要的是要坚持实践,在临证中不断运用、验证所学,不断总结经验、教训,才能创新发展。

第三节

四诊合参　擅长脉诊

中医"四诊"是扁鹊在总结前人经验基础上提出的,指"望、闻、问、切"四种诊察疾病的手段、方法。《医宗金鉴·四诊心法要诀》曰:"望以目察,闻以耳占,问以言审,切以指参。"《难经·六十一难》载:"望而知之谓之神,闻而知之谓之圣,问而知之谓之工,切而知之谓之巧。然:望而知之者,望见其五色,以知其病。闻而知之者,闻其五音,以别其病。问而知之者,问其所欲五味,以知其病所起所在也。切脉而知之者,诊其寸口,视其虚实,以知其病,病在何脏腑也。经言,以外知之曰圣,以内知之曰神,此之谓也。"通过观气色、听声息、问症情、摸脉象的联合运用,即"四诊合参",方能从不同角度收集临床资料,全面掌握患者信息,为分析病因病机提供可靠依据。这是保障辨证准确的前提,故"望、闻、问、切"是每个中医师不可或缺的基本功,正如《医门法律》所云:"望闻问切,医之不可缺一。"

方炜煌认为中医的"望、闻、问、切"虽在形式上与西医的"视、触、叩、听"有相似之处,却有着本质的区别。"四诊"是基于"有诸内必形诸外"的原理,通过外部表象来推测内在的变化,即"司外揣内"方法的具体运用,是中医整体思维的客观体现。几千年来,中医凭借"四诊"方法,诊察病情、辨别寒热虚实病性、判断疾病转归和预后;而西医的"视、触、叩、听"乃至影像、病理等检查手段,都是为了查清局部的、微观的病变,与中医的诊察目的是不一样的。同时,他认为心电图、CT、磁共振乃至基因检测是人类科学技术发展的产物,不该单纯姓"西",这些技术、设备同样可以被中医所采用,以拓展"望、闻、问、切"的广度和深度;我们应借助现代科学技术研发符合中医思维的"四诊"仪器,使"四诊"更加客观化、标准化、可视化,使中医的诊疗技术跟上时代发展的步伐,满足当今社会对医学的需求，这应该成为中医发展的大方向。他还认为，运用现代仪器为中医诊疗服务，不是简单的中西医结合，更不可认为是中医西化！

　　脉诊是通过按触人体不同部位的脉搏，以体察脉象变化的切诊方法，又称切脉、诊脉、按脉、持脉，是中医特色诊病方法之一。但"脉理精微，其体难辨，弦紧浮芤，展转相类，在心易了，指下难明。"故脉诊的学习掌握、传播教授都有相当的难度，给人们一种神秘感，成为部分人判断中医是否正宗、水平是否高超的标准，甚至要求以脉测病，这是对脉诊的片面认识。方炜煌认为，脉象不仅是中医判断病性、病位的重要依据，脉象的动态变化还是判断疾病转归的重要指征，每一位中医师都应努力掌握、切实运用，不可因难学而轻言放弃，更不可妄加非议，胡言脉诊无用。临证时只有做到脉症合参，诊断才能精准、全面。

《素问·阴阳应象大论》曰："善诊者，察色按脉先别阴阳。"《素问·五藏别论》又曰："是以五脏六腑之气味，皆出于胃，变见于气口。""气口"即"寸口"，是脉诊最常用的部位。中医认为寸口脉的位、数、形、势、律变化，能传递机体的各种信息，反映人体各脏腑的功能情况和病理变化。具体地讲，诊左手寸、关、尺可候心（小肠）、肝（胆）、肾（膀胱），诊右手寸、关、尺可候肺（大肠）、脾（胃）、肾（命门）。通过了解不同部位脉象的特点及相互之间的联系，可洞察相应脏腑的盛衰、虚实情况，

脉诊心得1

从而推断人体脏腑的功能状态,分析疾病发生的病因和病机;医者通过寸、关、尺在不同力度(轻、中、重)下脉搏强弱、快慢、沉浮等的变化,以判断人体气血盛衰及气血运行状态等,为中医辨证论治提供可靠指征。总而言之,脉诊是中医辨别病变部位、病变性质,推测病因病机、病情轻重缓急及预后较为灵敏的客观指标之一,是每位中医师必须掌握的基本技能。

方炜煌家藏清代方肇权所著的《方氏脉症正宗》(又名《医学正宗》),共四卷,该书以脉症立名,对脉理从"分提纲、引入式、别形容、正主病、辨顺逆、补穷微"等方面展开论述,其中"先从脉理,次察病源,脉理得,证辨焉,然后立方,治疗何难"理论对方炜煌研究脉象有较多启迪。他认为脉象能真实、客观地反映人体气血运行、寒热虚实及脏腑功能状态;其中气血是影响脉象的重要因素,气血盛则脉盛,气血虚则脉弱,气血热则脉数,气血寒则脉迟,气血逆乱则脉结代,气血平和时脉象则和缓有力。

他认为掌握脉诊、提高脉诊准确度没有技巧可言,唯有在"认真"二字上下功夫。首先要反复练习,体验在不同力度(浮取、中取、沉取)下脉搏应指的感觉,做到指下易辨,心中明了;二要切实做到"三部九候",从位、数、形、势、律五个方面严查细判,不可遗漏;三是要保证诊脉时间,不可草率行事,做样子走过场;四要做到"四诊"合参,相互印证。

脉诊心得2

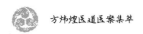

第四节

"话疗"助药疗

《素问·汤液醪醴论》中说："病为本,工为标,标本不得,邪气不服。""病为本"意为疾病发生的根本在于患者,自身病态的生理和心理是产生疾病的内在因素,亦是治疗的核心和本质;"工为标"意指医生及其采取的治疗方法是影响疾病的外在因素,一切治疗手段必须通过内因而起作用。方炜煌认为当今西方医学过分强调药物和手术等外在治疗手段的作用,忽视了患者自身在疾病发生、发展及治疗过程中的重要性。

《素问·举痛论》有曰："怒则气上,喜则气缓,悲则气消,惊则气乱,劳则气耗,思则气结。"中医认为人的情志变化是诱发、加重病情的重要因素,亦是治疗疾病的重要手段。方炜煌重视情志因素在治疗中的作用,将与患者的沟通和心理疏导上升为一种治疗手段,称之为"话疗"。他认为"话疗"不仅是建立医患良好关系的方法,能使医生更好地了解病情,为辨证论治奠定基础,还能给予患者心理上的支持和安慰,帮助他们缓解焦虑,克服紧张和恐惧心理,增强战胜疾病的信心,从而激发免疫力,提高机体自我修复能力;通过"话疗"可调动患者的主观能动性,正确认识疾病,以积极的心态配合药物治疗,发挥助力药疗的效果;"话疗"还可帮助患者获得更多的健康生活方式和防治疾病的建议,更好地发挥"病本"作用。

方炜煌倡导医生不仅要成为医术高超的专家,更要成为善于沟通的"话疗"专家,让"话疗"助力药疗,提高疗效,减少用药。

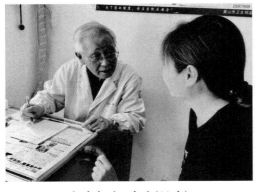

与病患耐心交流(话疗)

第三章　薪火相传　光耀未来

第一节

带教收徒　杏林育才

　　家族链传承是新安医学特色教学模式,方炜煌学医的第一位老师就是自己的父亲,但他既注重家传师承的传统教学,也注重中医药院校的现代教育,认为年轻一代不应局限于家学,要争取院校学习、深造的机会,接受更为系统和全面的专业培训;要汲取各家之长,以丰厚学识开阔思维;家学的传承也不应局限于家族内部,应让更多的专业人员参与进来,为家学的创新、发展注入新的活力;另外,应加强不同家学、不同流派间的交流与合作,碰撞出新的学术观点和思维方式,促进中医学术的创新发展。

　　20世纪七八十年代,黄山市(原徽州地区)卫生学校开办了中医专业医士班及"西医学习中医培训班",为基层培养中医药实用型人才。方炜煌被聘为"西学中"兼职教师,承担了中医内科学的授课任务;他还

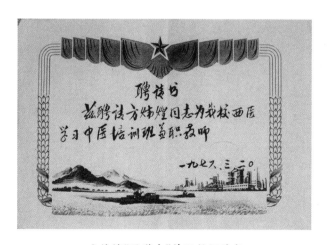

方炜煌"西学中"兼职教师聘书

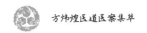

参与了安徽中医学院、芜湖中医学校及徽州地区卫校中医班学生阶段实习和毕业实习的带教工作及基层医生的临床进修等教学工作。他理论与临床案例相结合的教学方法培养了诸多优秀学生,有的还获得了"江淮名医""安徽省名中医"等荣誉称号,可谓"青出于蓝而胜于蓝"。

1. 第二届江淮名医:王建民

安徽省第二届江淮名医,现为安徽中医药大学第一附属医院(安徽省中医院)肛肠中心主任医师、教授、硕士生导师等。1982年7—12月跟随方炜煌临床实习。

[感言]　方老师中医功底深厚,饱读古籍,满腹经纶,德艺双馨,是引领青年学子的人生航标,四十年前短短半年的跟师实习在我一生的临床工作中打上了深刻的烙印。记得跟师第一讲便是孙思邈的《大医精诚》。方老师平易近人,待人和蔼,对学生关怀备至,从细微之处着眼,以自己的言行引导着学生做一位合格的医者;对患者和颜悦色,无论老幼贵贱,一视同仁。为了辨证准确,方老师常亲自去查看患者的排泄物,令学生肃然起敬;记得有一次接诊一位腹痛难忍的患者,方老师认真查看病情,确诊为气虚肠燥,腑气不通,以补气通下法治疗,可当处方开出后却迟迟未见患者取药,方老师不放心出去查看,发现该患者在医院门前徘徊,原来是无钱取药。问清缘由后方老师默默地付款、取药,追出去送给患者,并详细交代煎服方法。身教胜于言教,方老师用行动引导着我做一名称职的好医生。

2. 从医生到院长:凌文生

主治医师,黄山市中医医院原副院长。

[感言]　1980年9月,我被学校安排到屯溪市中医院(今黄山市中医医院)临床实习,有幸跟随方老师临证抄方,实习期于1981年6月结束,同年8月毕业后被分派到屯溪市中医院工作。为了打牢专业基础,我继续师从方老师学习至1982年9月,跟师学习约有2年时间,这段时间的学习让我受用一生。方老师熟稔《黄帝内经》《伤寒论》及金元四大家等的中医

经典名著,临证之时常引经据典,原文信手拈来,并能深入浅出地阐述机理原委,使学生豁然开朗。方老师常告诫我们:学习中医经典著作要做到勤背诵、勤思考,要在理解先贤学术思想本质的基础上记忆,才能在临证中灵活运用。他在带教中常以原文分析病情,如以《灵枢·口问》中"中气不足,溲便为之变"为依据,辨证治疗消化道及泌尿系统疾病。方老师临证善用八纲、六经、三焦等辨证,并融会贯通自成体系;精通脉理,舌脉相参;处方用药讲究君、臣、佐、使配伍,讲究气机升降、寒热相制、通补结合。

3. 安徽省名中医:叶九斤

主任医师,第二届安徽省名中医,2019年被安徽省中医药学会评为"最美中医",2013年被黄山市委组织部等评为"黄山优秀医生"。

[感言]　方老师是我中医临床的启蒙老师。大学二年级时,在完成中医基础理论、中医诊断学、中药学、方剂学等基础课学习之后,我被学校安排到屯溪市中医院,跟随方老师临床见习。这是我第一次上临床,跟师时间虽然只有一个多月,但方老师济世救人的仁心、纯正的中医思维及传承创新的精神,对我影响较大。

4. 从师十二年:谢寄瑞

负责中华中医药学会主办的"春播行动"运营平台安徽片区中医适宜技术的培训工作。

[感言]　我高中毕业后师从名老中医方炜煌,他治病的神奇疗效让我深深迷恋上了中医。

方老师治学严谨,要求学生做到"四用":用心读书、用心看病、用心总结、用心做人。在临床中,老师始终强调整体观念的重要性,不仅要考虑患者的生理、心理因素,还要关注饮食、环境等因素对患者病情的影响,要重视患者的体质和病情之间的关系。方老师既注重理论教学,又注重学生动手能力的训练。

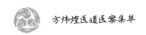

5. 八十二高龄收徒：杨永晖

安徽省针灸医院(安徽中医药大学第二附属医院)副院长、主任医师、教授、博士生导师、江淮名医,中国中医科学院博士后。国家中医药管理局"十四五"中医优势专科骨伤科学术带头人,安徽省针灸学会副理事长兼秘书长,安徽省中医药学会针刀医学专委会主任委员,中华中医药学会针刀医学分会副会长。

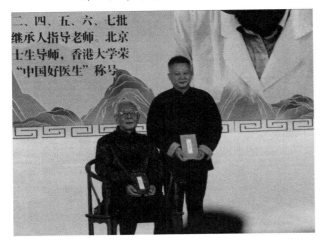

2023年第二届新安医学发展大会上
收杨永晖为徒

[感言] 我出生于新安医学发源地,自小仰慕新安名医。工作后主要从事骨关节炎的中医药防治和针刀医学的基础与临床研究,在长期的临床、教学和科研工作中,深深体会到针药并用的重要性。拜新安医家为师进一步提升自己的诊疗能力,传承和发扬新安医学是我最大的心愿。

方炜煌先生出身医学世家,家学渊源,妙手仁心,德艺双馨。虽仰慕方老先生已久,却一直未敢唐突拜访。机缘巧合,一次偶然跟好友孙先生提及此事,岂知他们竟是世交,后又恰逢黄山市政府召开新安医学发展大会,终于如愿以偿,能拜方老为师乃吾生之幸也!

第二节
打造"新安寿康"品牌

1902年,方氏赤桥严塘派枧源支系第44世代孙迪卿先生到"聚和堂"

药铺当学徒，历经十余年对医籍、医方的刻苦研习，医技日进，擅长外科，创经验方"一剂忍冬汤"及外治"盘底药线引流法"治疗痈、疔、疖等疾病。1932年入股"寿康药号"，以仁心仁术济世，被世人尊称为"寿康先生"，为"新安寿康"品牌之源头。

　　1992年，方炜煌为更好地承袭父业，奉献社会，创建了"屯溪寿康诊所"。如果说迪卿先生早年到药店当学徒是迫于生计不得已而为之，那么方炜煌的"弃理从医"之路，到培养女方霞、子方敏学医，再到创办"寿康诊所"，则是积极、主动、有计划、有目标的行动。

　　方炜煌在子女儿童时期就开始了培养计划。女儿方霞七八岁时方炜煌就引导她背诵《医学三字经》《汤头歌诀》。虽说这两本中医入门书读起来朗朗上口，但很多药名生僻，让一位小学二三年级的学生阅读还是有相当难度，方炜煌就采取了加注汉语拼音或同音字的办法，要求方霞每天完成作业后，读、记这两本书中文字各一段，虽然是囫囵吞枣，却打下了方霞学习中医的童子功。20世纪70年代，方炜煌经常带领方霞、方敏及小伙伴到田间地头和周边山上识别中草药，寓教于乐，培养孩子们对中草药的兴趣，使他们小小年纪就识得鱼腥草、车前草、白及、黄精、栀子、覆盆子、金樱子等十余种。每当方炜煌在家中诊治患者时，方霞、方敏常站立一旁观摩，有时还模仿父亲，相互号脉、扎针，展现出他们热爱中医的秉性和天赋。在方炜煌的刻意培养下，一双儿女均如愿考入中医药大学接受系统的中医药理论学习，毕业后从事中医临床工作至今，在各自工作中都取得了一定成绩。

　　女方霞（1963—　　），中共党员，副主任医师、编审。

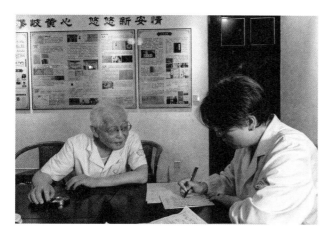

临证指导

1985年毕业于上海中医学院,从事中医药临床、教学、科研、管理及中医药教材、专著出版工作。在传承家学基础上,又拜国医大师徐经世为师。重视"医养结合",提出"心身互养""精气神同步调理"观点,倡导"书房、药房、厨房、健身房"的"四房"健康工程体系建设,擅长中医治疗肾病、更年期综合征、咳嗽、结节病、不寐及体质调理等。

子方敏(1968——　),主治医师,1990年毕业于安徽中医学院,安徽省第二批省级非物质文化遗产项目(新安医学)代表性传承人,安徽省基层名中医,安徽省政协委员,安徽省"五一劳动奖章"获得者。将"寿康方氏通法"运用于针灸、推拿等疗法中,创立了"三焦辨证,通督施治"诊疗体系,自创由脊柱动态平衡法、三焦辨证脏腑调理手法、桑枝棒拍法、通督回春丹等多种治疗手段构成的"通督畅焦术",以获取针、药、手法等综合治疗效果。

方炜煌是新安方氏医学承前启后的关键人物,是"新安寿康"品牌的创建者,他用六十余年如一日的实际行动,传承"医术求精、德厚扶生"的仁医家风,用纯正的中医思维、纯粹的中医疗法服务广大患者,践行着"大医精诚"的古训,彰显着他对中医事业的无限热爱和执着追求。

历经百年沧桑,终将"新安寿康"品牌打造成安徽省"老字号",成为省级非物质文化遗产(新安医学)传承单位及省级首批地域特色流派工作室建设单位,为新安医学再添一靓丽品牌。

第三节

医者仁心　守护健康

迪卿先生当年诊病随身携带一枚"半养生"印章,方炜煌将此中寓意"恒持方家恒守正,半积阴德半养生"作为行医守职的座右铭,一丝不苟地履行着"厚德责己、虔诚思悟、医术济世"的仁医情怀及对事业"知行合一、止于至善"的不懈追求。

方炜煌以"一切以患者为重,一切为了方便患者"为行医准则,秉承迪卿先生"半积阴德半养生"的自我修为精神,把仁爱之心作为临证第一要务。为方便与患者联系,他在八十岁高龄时学会使用智能手机,利用微信及时解答患者疑问,亦通过微信视频为外地患者复诊,更好地为广大患者服务。

医者仁心不仅体现在他对患者的关爱、同情和点点滴滴的帮助中,还体现在他对医术的不懈追求中。当今社会,工作、生活节奏快,亚健康人群比例较高,需要用中药调理的人越来越多。为满足社会需求,引导大众正确养生保健,方炜煌根据多年的临证经验,以"固本培元,扶正养生"为原则,自拟寿康养生系列膏滋方,广泛用于偏颇体质及慢性病调理中,并将膏方的运用时间由冬季扩展到一年四季,从慢性病调理延伸到产后、术后、放化疗后调理及养生保健。方炜煌还经常开展送医送药下乡活动,常利用清明节回老家流口扫墓间歇,带领儿女共同为乡亲们举行义诊。

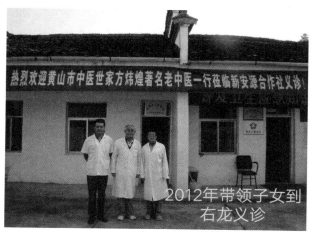

2012年带领子女到右龙义诊

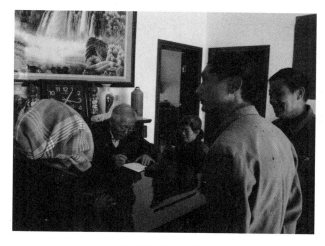

到农民家中义诊

老骥伏枥志在千里,晚霞夕阳分外璀璨。他不仅是当代新安医家,是精熟中医内科、外科、妇科、儿科疾病诊治的全科医家,还是服务于众多家庭祖孙三代的家庭医生,是众多人从小到老的健康守护神。如今,已是耄耋之年的方炜煌壮志未酬,初心不改,仍坚持每周六天门诊,接待着从四方络绎不绝前来求治的患者,积极开展新安方氏医学世家流派传承工作室项目的建设,全面总结学术经验,继续谱写守正创新的新篇章。

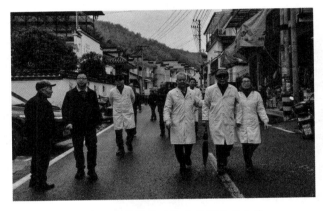

2025年3月携弟子到休宁县鹤城乡义诊

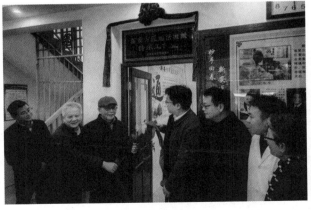

鹤城乡卫生院新安方式通法流派传承工作室揭牌

中篇

中医悟道

一千多年来,"儒风独茂"的新安文化滋养出一大批"不为良相,则为良医""以儒理为权衡"习医行事的新安医家,他们勤奋踏实,讲究做人、做学问,擅于将中医药理论与不同时期、疾病特点和个人经验相结合,提出独特的学术观点、理论创见和行之有效的经验方术。方炜煌家世业医,耳濡目染父亲的仁心仁术,自小就立志从医。踏入新安岐黄之门后,更受新安儒医文化影响,尤其受到明代汪机"调补气血,固本培元"、清代程国彭"八纲辨证""医门八法"及汪昂、方肇权重视脉诊、脉症合参等学术思想的影响,在传承家父"三焦辨证""内外兼治""时刻顾护胃气"与先生"明辨体质,因人施治""治外感祛邪务尽,治内伤开郁为先"等学术观点基础上,勤奋实践,不断探索疾病发生、发展及转化规律,思考探索"'辨证＋辨质'双辨思维模式""以'通'论三焦""调补脾胃为要,固护胃气为先"等学术观点,提出"以'通'为健、以'通'为寿"见解,建立了"以通为常"的健康观,"不通则病"的发病观,"通其不通"的辨证治疗观,形成了较为系统的"方氏通法"学术体系。

方炜煌行医六十余载,擅长脉诊,重视"话疗",主张治养结合,对内、外、妇、儿等科疾病均有阐发,先后在《新中医》《浙江中医杂志》《安徽中医学院学报》《徽州医学》《休宁中医》等专业期刊上发表文章数十篇,总结了其治疗发热、肾炎、产后癃闭、百合病、癫狂、虚劳、风水、风痰、乳痈、暑泄、不孕、前列腺炎等疑难杂症的经验,并自拟了十余个经验方。

本篇我们以其公开发表的学术文章、未发表的手稿及大量临证医案为依据,阐述其学术观点、处方用药特色,解析其经验方方义。

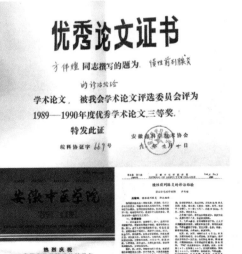

方炜煌发表、获奖文章之一

第四章 关于『本』的思考

第一节
"病本""人本"之见

　　我国当今医学有西医学、中医学和民族医学等医学体系,同为治病救人,但在理论基础、思维方法、用药原则、治疗目标、疗效判定标准等方面却存在较大差异。如西医学注重人体生物性,通过科学技术和实验手段深入人体微观层面,研究疾病发生的机制,通过客观指标的变化诊断疾病并开展精准治疗,目标是消灭或控制疾病,是以"治病"为核心的医学;而中医学则重点关注人体功能的发挥及与自然、社会间的关联,从"阴阳""五行""天人相应""三因制宜""整体观"等哲学层面研究疾病的由来,从提高人体生理功能、改善内外环境等方面开展调理,强调自我疗愈能力在治病中的主导作用,是以"活人"为核心的医学。方炜煌认为,西医学、中医学认识疾病的思维方法不同,治疗的目标和手段亦不相同,可归结为分别从"病本""人本"角度研究人体健康问题,宗旨都是促进人类健康;若医者能做到"病本""人本"兼顾,获得1+1＞2的疗效,应乐而为之!

　　中医学认为"天覆地载,万物悉备,莫贵于人",突出体现了人在天地间的地位,寓意中医学研究的主体是人不是病!《黄帝内经》曰:"正气存内,邪不可干。"疾病的发生是正邪相争的结果,正气不足即人体自身维护健康的能力下降是引发疾病的主要原因。利用药物、非药物手段维护和

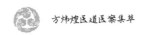

提高机体正气,就能提高自我调节和自我痊愈能力,从而达到"扶正祛邪"的目的,这是中医治疗学的主导思想。在"扶正祛邪"过程中,中医学还强调要"三因制宜",即要考虑患者体质类型、所处地域环境气候特点及发病季节等因素,才能更好地促进、调动、激发机体的"自愈"能力。这一思想充分体现了中医治疗疾病中的人本意识,故从根本上说,中医学是"以人为本"的医学。

近些年"人本"中医学受到所谓"科学化""现代化"名义的绑架,强行用西医学标准"规范""校正"中医,甚至给中医学贴上"伪科学"的标签。这种评判标准本身就缺乏科学性,不仅严重阻碍了中医药事业的发展,也在很大程度上动摇了一批中医人士的专业思想。方炜煌呼吁中医人尤其是年轻中医师要坚定文化自信,坚定中医信念,坚持以临床疗效为检验医学理论科学性的客观标准,努力将现代技术成果融入纯正中医思维和纯粹中医疗法之中,真正做到守正传承、创新发展,建立以"人本"为主、"病本"为辅的精准防治体系,让中医药更好地为当今社会服务。

方炜煌倡导坚持"以人为本"的中医治疗、养生保健观,将现代科学技术、仪器检测方法和手段纳入中医诊疗体系,建立以传统"四诊"为核心、以科技检测为补充的新的中医诊断学体系,促进中医诊断由"辨证"向"辨质＋辨证"再到"辨质＋辨证＋辨病"的立体化、多元化方向发展,促进中医诊断学的不断完善和发展。

第二节
"治病求本"之见

《素问·阴阳应象大论》曰:"阴阳者,天地之道也,万物之纲纪,变化之父母,生杀之本始,神明之府也,治病必求于本。""治病求本"就是寻找产生疾病的根本原因,并进行针对性的治疗,这是中医治病的关键所在。

方炜煌认为"治病求本"的核心是"以人为本","以人为本"的实质是以体质为本。《医宗己任编·东庄医案》中说:"医当医人,不当医病也。"体质是在秉受父母先天之精基础上,经历后天自然、社会、家庭等因素的综合影响,在生长发育过程中逐渐形成的生理结构、功能状态、性格心理等方面的个体生命特征,先天禀赋不同和后天因素的差异所形成的体质具有个体独特性,体质上的差异性对生命质量、健康状态、疾病易感性、证候类型、疾病传变转归、治疗用药的反应及预后都有着决定性的作用,故调节体质、改善体质是防病、治病和养生保健的根本所在。

方炜煌提出"治病求本"本乎体质观点,认为无论是身体调养还是疾病治疗,纠正偏颇体质都是从根本上促进阴阳平衡、气血流通,以提高机体抵御外邪及内在调适能力的重要环节,是个体化防病、治病的最佳切入点。临证时方炜煌以"辨证先辨质、治病必调质"的诊疗思路,在掌握分析患者体质类型基础上,深入分析疾病产生的内在因素,为激发机体自愈能力奠定基础。

第三节
治病以人为本　　行医以仁为本

《素问·汤液醪醴论》曰:"病为本,工为标,标本不得,邪气不服。"中医认为在疾病的产生、发展和治疗过程中,患者是内因,是矛盾的主要方面,是根本所在,医生及所采用的一切治疗手段都是影响疾病的外部因素,外因必须通过内因起作用。方炜煌认为在治疗过程中,争取患者的信任,充分调动患者积极性以配合治疗,达到"标本相得"的关键在于医者;认为做一名"标本相得"的称职医生,须具有仁爱、智慧、廉洁的品质。西晋杨泉《物理论》中曰:"夫医者,非仁爱之士不可托也,非聪明达理不可任也,非廉洁纯良不可信也。"获取患者的信任和积极配合,不仅需要精湛的医术,

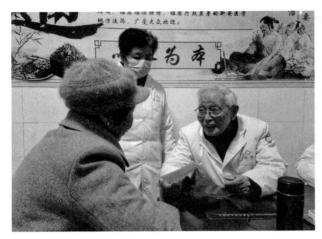

治病以人为本

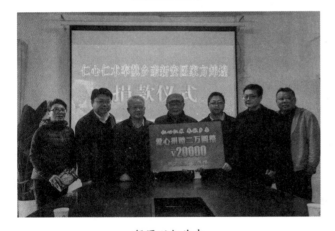

行医以仁为本

更需要认真履行"大医精诚"的职业精神,做到"凡大医治病,必当安神定志,无欲无求,先发大慈恻隐之心,誓愿普救含灵之苦。若有疾厄来求救者,不得问其贵贱贫富,长幼妍媸,怨亲善友,华夷愚智,普同一等,皆如至亲之想。"须将仁者爱人的思想落实在医疗活动的全过程中。

在以程朱理学为核心的徽文化熏陶下,新安医家好儒,习儒成风,建立了重仁义道德、轻名利金钱、济世救人等行为规范和价值体系。方炜煌传承仁爱家风,认为对患者的关爱就是一味无形、无价的良药,可以通治百病;临证中重视与患者的交流、沟通,视与患者沟通的语言艺术为一种治疗方法,称之为"话疗"。"话疗"不仅体现了医者对患者的关切之心,是医者获取病情信息的重要途径,也是治疗中不可或缺的方法和手段。方炜煌临证采用"话疗"叠加药疗的方法经常收获1+1>2的临床疗效,这一诊疗思路充分体现了他"行医以仁为本"的价值理念。

第五章　"双辨"诊断思路

　　"双辨"是"辨证候类型＋辨体质类型"的简称,亦称为"辨证＋辨质"。"证"是中医对疾病发展过程中某一阶段的病理概括,"辨证"就是将"望、闻、问、切"所收集的资料,通过归纳、分析,辨清病因、病位、病性及邪正之间的关系,将其概括、判断为某种"证"的过程。"质"指"体质",是指在人体生命过程中,在先天禀赋和后天获得的基础上所形成的形态结构、生理功能和心理状态方面综合的、相对稳定的固有特质,是人类在生长、发育过程中所形成的与自然、社会环境相适应的人体个性特征。[8]"辨质"就是辨别人体的体质类型,判断患者机体所处状态的过程。

　　中医学十分重视体质的研究,从不同层面对体质类型进行了分类[9]:①按病理概念分类;②按生理功能分类;③按中医理论、脏腑功能特点、阴阳气血津液状况综合评估分类;④按人群分类。2009年中华中医药学会以王琦院士九分类法为基础公布了《中医体质分类与判定》标准[10],将体质分为平和或偏颇两大类9种类型,其中平和质指身体健康,心理正常,对外界环境、社会环境的适应能力强,是健康体质类型,其余8种如血瘀质、特禀质、气郁质、湿热质、痰湿质、气虚质、阴虚质、阳虚质属偏颇体质,预示着机体处于亚健康或疾病的萌生状态。

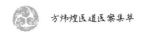

第一节

"双辨"诊断思路的建立

先生认为"邪气中人及传变多因人而异,需明辨体质因人施治。"(方炜煌.随师数载悟歧黄　新安名医誉江南[C].程道南学术经验探讨,安徽黄山,2006.)方炜煌传承这一学术思想,在临证中观察同一疾病在不同体质类型人群及不同疾病在相同体质类型人群中的表现,认识到体质类型是疾病发生、发展过程中证候类型形成的重要因素;认识到辨别体质类型,不仅能辨清患者的潜在致病因素,辨明疾病产生的内在本质,在一定程度上还能预判疾病的走向、转归。如外感病,虽有风寒、风热之别,夹暑、夹湿、夹燥之分,但气虚、阳虚之体易出现风寒证型感冒,病情易反复;阴虚燥热之体则多表现为风热、燥热证型;而小儿外感又易夹惊、夹食;老人体虚,多有基础疾病,普通感冒也易发生传变。可见体质类型不同所患疾病的证候有很大差异,可使疾病发生不同的转归和预后。方炜煌还认为,从"证候"和"体质"两个层面分析病情、认识疾病,体现了医者的"病本"和"人本"双重思维模式。通过"辨证"认识病的证候类型,通过"辨质"认识人的体质类型,通过"辨证＋辨质"的"双辨"模式,能更全面、精准地分析患病之人的情况,把握疾病本质,预判疾病发展趋势。日积月累的临证感悟逐渐形成了其"辨证候类型＋辨体质类型"即"辨证＋辨质"的"双辨"诊断思路。

第二节

"辨证"和"辨质"的关系

《黄帝内经》中"正气存内,邪不可干""邪之所凑,其气必虚""清静则肉腠闭拒,虽有大风苛毒,弗之能害""风雨寒热,不得虚,邪不能独伤人……"等论述,均强调了正气在疾病发生、发展中的主导地位,说明一切疾病发生、发展的根本在于人体正气的强弱。方炜煌认为:①体质类型在很大程度上反映人体正气状态,外邪难以使平和体质者受到伤害,故通过对体质类型的分析可以预判其抗病能力。②不同性质的土壤适宜不同的植物生长,不同体质的人易患不同的疾病,如痰湿体质者易患肥胖、眩晕、咳嗽等病;气虚体质者易感冒、泄泻,过敏体质者易患湿疹、哮喘等,正如《丹溪医论选》中所言:"人之生也,体质各有所偏……偏于阳虚,脏腑寒湿,易感湿症。"体质是疾病易感性的决定性因素。③体质因素决定着所患疾病证候类型的倾向性,也是病变转归的主要因素。基于以上认识,方炜煌将体质提高到"治病求本"之"本"的高度,提出"治病求本,本于体质"的观点。此观点与清代医家章楠在《医门棒喝》中所述"治病之要,首当察人体质之阴阳强弱,而后方能调之使安"相近。

"证"是致病因子与体质类型相互作用后产生的症候群,体质是影响证候类型的重要因素。"辨质"是辨自身存在的致病因素,即辨明疾病产生的内在问题。张景岳在《景岳全书·痘疹诠·痘疮》中云:"然执中之妙,当识因人因证之辨。盖人者,本也;证者,标也。证随人见成败所由,故当以因人为先,因证次之。"不仅阐明了"治病求本"应求之于体质,还说明了辨证和辨质之间的关系。方炜煌认为"辨证"和"辨质"是从不同角度探求疾病之本,两者互为补充、完善;"辨证＋辨质"的"双辨"思维方法能更加精准地辨明疾病产生之本,更有利于把握疾病的走向和转归。

《丹溪医论选》中曰:"人之生也,体质各有所偏,偏于阳虚,脏腑寒湿,易感湿症。"方炜煌将体质比喻成土壤,土壤肥沃能滋养万物生长,是农业丰收之基;良好的体质气血旺盛、经络通畅、脏腑调和,可使人精力充沛,有效抵御病邪侵袭,是生命健康之根。

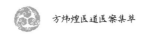

第三节
"双辨"模式下的"双治"

"双治"是"辨证论治＋辨质论治"的简称,是在"辨证＋辨质"的"双辨"诊断思维指导下开展的治疗模式。在辨证用药中加入调理体质的药物,同步开展疾病治疗和体质纠偏,双管齐下,能有效提高治疗效果,降低疾病再发的概率。

"辨证论治"是中医认识和治疗疾病的基本原则,由"辨证"和"论治"两部分组成。"辨证"是中医诊断病证的过程,运用中医望、闻、问、切的方法,全面了解患者的病症、舌象、脉象,抓住主病主症,选用合适的辨证方法,如八纲辨证、脏腑辨证、经络辨证、气血津液辨证、六经辨证、卫气营血辨证、三焦辨证等进行综合分析,辨别出病位、病性、邪正消长关系,给出疾病证候类型的结论;"论治"是依据辨证的结果,确立针对性的治法、治则并遣方用药;"辨证"和"论治"是中医诊治疾病过程中相互衔接、不可分割的两个阶段,因证立法,依法选方,权衡用药。

"辨质论治"是中医认识体质类型、调整偏颇体质的基本原则和过程,由"辨质"和"论治"两部分组成。"辨质"就是辨别体质类型,多采用中华中医药学会2009年颁布的《中医体质分类与判定》(CCMQ)进行体质辨识,明确体质属性,厘清影响个体疾病产生的病变基础和影响因子;再依据"辨质"结论,制定精准的、个性化调理体质原则、措施及处方用药,进行体质干预,使机体恢复平和质,达到治疗疾病、提高身体自愈能力的目的。

不同体质应采取不同的调理方法,如《素问》中云:"必先度其形之肥瘦,以调其气之虚实,实则泻之,虚则补之。"清代医家赵濂在《医门补要》中进一步指出:"属寒体者,病时宜用凉药中微加温和之品以监之。若太苦寒败胃,有致吐泻、胃寒、腹痛之患;属热体者……属实体者……属虚体者……"医者要根据患者的体质因素遣方用药,防止由于体质因素而造成的误诊、误治。方炜煌回忆20世纪60年代,先生曾治一外感病患者,前医屡用荆防败毒散以疏风解表,但患者仍发热身痛,恶寒不已。接诊时患者面色㿠白、精神萎靡、不思纳食、舌质淡苔白,脉沉细带数;患者还诉因便秘常服大黄通便。先生曰:"患者因久服大黄以致苦寒太过,损伤阳气,绝非一般疏风解表所能见效。"所开处方重用肉桂、附子,配伍疏风解表药,以助阳托邪外出,药后热退身凉而渐愈。生动、真实的"辨质论治"医案给方炜煌留下深刻印象。方炜煌临证治病多考虑体质因素对证候类型的影响,如在治疗食积所伤病证时,他认为燥热之体多从火化,犹如炉中之炭,治当以清热通下为主;寒湿之体多从寒化,似若水中之冰,治当以温运化滞为主;再如七情所伤,刚躁者重阳为狂,抑郁者重阴为癫,前者宜凉肝重镇,后者宜芳香开郁。体质不同,立法处方迥然有异。因"质"施治成为方炜煌遣方用药的重要内容。

　　方炜煌指出,临证中若出现兼夹体质即复合体质时,治疗则应先抓主要的病理体质,兼顾次要病理体质;在病证与体质相矛盾时,遵循"急则治其标,缓则治其本"原则,如阴虚质者患外感风热表证,治疗用药应先予疏风清热解表,再予养阴清热、滋补肝肾之品,或以辛凉解表药为主佐以养阴。总之,要知常达变,统筹兼顾"辨证论治"和"辨质论治"。

第四节
"辨质施养"在"治未病"中的运用

　　《"健康中国2030"规划纲要》强调要"全方位、全周期维护和保障人民健康"。体质是人类生命活动的一种重要表现形式,是全生命周期健康状态的重要标识,以中医体质辨识为基础的健康计划已成为中医健康管理的重要内容。国医大师王琦院士的"体质可分""体病相关""体质可调"

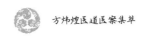

的"三论"[11]，为基于体质的健康管理指明了方向。方炜煌认为"辨质施养"是以"体质可分"为基础，以"体病相关"为依据，以"体质可调"为目的和落脚点的全生命周期健康管理的举措，将其纳入中医"治未病"的实施过程中，在防病治病、养生保健中，尤其在膏方的使用过程中，发挥着积极、有效的作用。

方炜煌认为"辨质施养"开展体质调理是一项涉及全生命周期的长期工程。匡调元曰："证型的治疗往往是比较容易的，质型的调整往往是较为困难的。当病因祛除以后，病证可以消失而质型仍在。"当前，"辨质施养"常用在慢性病、大病之后、备孕和冬季膏方进补的人群中。"辨质施养"的步骤通常是：①填写中华中医药学会颁布的《中医体质分类与判定表》，得出各条目的转化分，初步得出体质类型结论。②"四诊合参"辨清病因、病性、病位以及邪正关系。③了解家族遗传史、既往史、个人喜好及工作生活环境等情况，根据三方面的信息综合得出体质偏性和类型。再根据个体情况，明确治疗、调理方案。在治疗阶段，方炜煌常在"辨证施治"处方用药基础上加入"辨质施养"药物调理体质，以调动机体潜在自我调节能力，提升自我防病、疗疾能力，以汤剂为主；若仅为"辨质施养"，则多采用膏剂，以自拟的"寿康养生膏"为基础方，根据体质类型加减，一人一方，古法熬制。

"辨证＋辨质"（双辨）思维模式和"辨证施治＋辨质施养"用药模式是对新安医学"固本培元"学术思想的继承和发扬，是"未病先防、欲病早治、已病防变、愈后防复"的有效措施。方炜煌认为"治养结合""辨质施养"不仅能针对个体差异，提供精准的养生、治疗方案，对提高整体人群的身体素质，促进"健康中国"建设亦具有十分重要的作用。

第
六
章

固
本
培
元

重
脾
胃

以明代著名新安医家汪机(1463—1539)为代表的固本培元派学术思想对后世新安医家有较大影响。方炜煌从医以来,崇尚"调补气血,固本培元"学术思想,并受迪卿先生治疗外科疾病"时刻顾护正气"观点的影响,在长期的临证实践中深刻理解"五脏调理土为枢"的重要意义,提出了"调补脾胃为要,固护胃气为先"的见解。临证中,他把调补脾胃放在治疗疾病、调理体质的首位。

第一节

调补脾胃为要　　顾护胃气为先

方炜煌认为人体脾胃犹如树木之根,是生命健康之基。脾胃功能对人体生长发育、体质强弱、疾病转归及延年益寿均有重要影响。

从生理上讲,《黄帝内经》曰:"土者生万物。"《脾胃论》亦云:"真气又名元气,乃先生身之精气也,非脾胃不能滋之。"脾胃不仅为后天之本,气血生化之源,脏腑气机升降之枢纽,在很大程度上决定了一个人的生长发育及体质的强弱,还为生命之本真——元气提供源源不断的滋养和支持,最大限度地减少先天之精、元气、元阳的损耗,起到以后天养先天的作用,在一定程度上能弥补先天之不足。由此可见,脾胃功能是维护全生命周

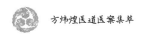

期健康的关键。

《灵枢·本神》曰:"脾气虚则四肢不用,五脏不安。"《脾胃论》道:"脾胃不足,为百病之始。""百病皆由脾胃衰而生也。"脾胃问题不仅是各种疾病产生的共同源头,也决定了疾病的转归与康复。无论是治疗疾病还是调养体质,方炜煌都将维护脾胃功能放在首位,即使是在邪实正不虚的情况下,亦注重脾胃功能的保护,使用祛邪药时提倡中病即止不伤正,及时调补脾胃以利机体康复;临证遇病情复杂、屡治不验的情况,常采取"上下交病治其中"之法而奏效,进一步加深了他对脾胃重要性的认识。将"调补脾胃、固护胃气"作为治病、调养身体的基础工程。

脾胃是互为表里的脏腑,在"气血生化"这道生产流水线上,分工明确,合作有序。《素问·经脉别论》曰:"饮入于胃,游溢精气,上输于脾,脾气散精,上归于肺……"饮食物经口腔咀嚼后通过食管传送至胃,在胃中完成分解消化,后由脾气布散精微物质,共同承担后天之本、气血生化之源的重任。《脾胃论》曰:"脾受胃禀,乃能熏蒸腐熟五谷者也。"在饮食物化生气血的过程中,胃的受纳、腐熟水谷要先于脾的"散精"功能,是"气血生化"的第一步,故胃强才能受纳更多的水谷,为脾提供更多的运化物质,故胃又被称为"水谷之海"。脾功能的正常发挥有赖于胃的强健,但脾转输精微又为胃继续纳食提供了能源,由此可见,胃健脾旺是这对脏腑的最佳功能状态。《素问·玉机真藏论》曰:"五脏者,皆禀气于胃,胃者五脏之本也。"《脾胃论》曰:"胃者,十二经之源,水谷之海也。平则万化安……五脏禀受气于六腑,六腑受气于胃。"表明胃在消化吸收功能中具有主导的作用;《素问·平人气象论》言:"人以水谷为本,故人绝水谷则死,脉无胃气亦死。"水谷是生命活动的物质基础,胃气强则五脏功能强,胃气弱则百病生,见胃气强弱在疾病发生、发展、转归及预后中有着举足轻重的作用。因此,在调补脾胃时,方炜煌提出"固护胃气为先"的策略,正如明代张景岳在《景岳全书·杂证谟·脾胃》中所言:"凡欲察病者,必须先察胃气;凡欲治病者,必须常顾胃气。"

第二节

调补脾胃思路

　　方炜煌认为脾胃虽互为表里,同为后天之本,但两者分工不同,习性各异,具体表现为胃主纳、脾主运,脾喜燥恶湿而胃性柔润恶燥,胃气主降、脾气主升。妥善处理好脾胃关系,使得纳运相得、燥湿相济、升降相因,才能更好地发挥全身气机之枢纽和"后天之本"在疗疾健体中的作用。方炜煌认为临证施治要做到分辨主次、明其兼夹,提出了"调补气血,培补元气"以"调补脾胃为要,固护胃气为先"的学术主张,同时指出调补脾胃要明辨体质、寒热虚实,做到阴阳兼顾,重视腑气通畅在胃肠功能乃至全身气机中的作用。

一、寒热虚实调脾胃

　　脾喜温燥、胃喜凉润是脾胃的生理特性,病理上则表现为脾病多虚寒、胃病多实热,但临证常出现脾胃同病、寒热虚实错杂的情况。虚证多表现为脾气亏虚、胃阴不足,实证多表现在气滞、食积、湿阻、血瘀及肝胆胃肠的积热,故调理脾胃多从寒热虚实入手。方炜煌治疗脾胃病,健脾养胃为基本大法,常用药物有党参、炒白术、怀山药、焦三仙之流,在此基础上随证加减,如胃热常加黄连、蒲公英、金银花、马齿苋等苦寒清热药;热盛便秘则加制大黄、番泻叶、枳实等清热泻火,攻下通便;反酸则加煅瓦楞、煅乌贼骨、海螵蛸等制酸止痛;胃寒常用吴茱萸、高良姜、干姜等温胃散寒。方炜煌认为治疗脾胃病用药不可过于苦寒以免伤及脾阳,不可过用燥热之品以免损伤胃阴,常寒热并用,如黄连配吴茱萸;同时强调脾胃病用药应温和,少用峻猛之品祛邪实。

　　皖南地区冬春季多寒湿、夏季暑天多湿热,脾胃病患者易滋生内湿,

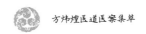

常呈现内湿、外湿交困的证情,故方炜煌治疗脾胃病多用健脾祛湿药,如太子参、炒白术、怀山药、茯苓、薏苡仁、炒扁豆等,少用黏腻之品以免助湿;在使用补益药物时,常佐理气、行气之品,如佛手、陈皮等,补中有通,以使气机流畅,达补而不滞之目的。

二、气机升降调脾胃

《素问·举痛论》云:"百病生于气也。"在调理脾胃的过程中,保持气机通畅尤为重要。朱丹溪《格致余论》曰:"脾具坤静之德,而有乾健之运,故能使心肺之阳降,肾肝之阴升,而成天地之交泰,是为无病之人。"脾胃同居中焦,乃人体气机升降之枢纽,脾胃健旺,升降相因,是维护机体健康的关键,脾胃气机运行异常必将导致全身气机异常而产生病变。《临证指南医案·脾胃》曰:"脾宜升则健,胃宜降则和。"脾升胃降是脾胃气机运行的正常模式,若升降适宜,则中焦气机顺畅;若升降反常,则传化失司,气机紊乱,脏腑功能障碍,变生百病。方炜煌认为理顺脾胃气机升降是治疗脾胃病的关键。脾气不升者,临证常见体倦、乏力、气短、自汗、食少、脘闷、下坠、泄泻等症,宜用补中益气汤以补气升阳;胃气不降者多见呃逆、嗳气、脘腹胀满、纳呆、嗳腐吞酸等症,可用旋覆代赭汤以降逆下气。另外,对于中焦气机升降失调的腹胀、嗳气频频、大便不畅等症,他常用苏梗、炒枳壳、制香附、槟榔等下气消胀、通下除满,用广木香、佛手、香橼皮、旋覆花、厚朴花等宽中行气;胃肠食滞,腑气不降者,常予焦三仙、炙鸡内金消食导滞,再加瓜蒌、枳壳、制大黄等通腑降气;对因情志不舒而诱发或加重病情者,则加疏肝解郁理气之品,如合欢花、绿萼梅、代代花等。方炜煌在调理脾胃气机的用药中特别注重升降药物的搭配运用,常用柴胡配黄芩、桔梗配枳壳,做到升中有降,降中有升,使中焦气机保持脾升胃降的通畅状态。这既是治疗脾胃病的要义,也是促进全身气机通畅的基础。

三、通调气血治脾胃

当今社会物质丰富,人们时常过饮过食,加上工作压力大、精神紧张、情志不舒和皖南地区湿邪偏盛等因素,导致黄山地区胃肠疾病发病率较高。依据胃"多气复多血"、脾"气盛而血衰"的生理特性及长期临证经验,方炜煌认为通调气血是防治脾胃病的重要环节。

脾胃病在气分,常见中气不足、中气下陷、脾气亏虚、胃气上逆等证候类型。中气不足者症见面色萎黄、懒言声低、精神疲倦、四肢无力、消化不良、大便溏泄等;中气下陷者以脱肛、胃下垂为典型表现;胃气上逆者则脘腹胀满、嗳腐吞酸、嗳气、呃逆。分别设立补虚、疏通、提升、和降治则;常用黄芪、党参、白术、山药、茯苓、炒扁豆、甘草等补虚,用半夏、陈皮、炒枳壳、砂仁、蔻仁、木香、乌药等和胃理气,用丁香、柿蒂、旋覆花、代赭石等降逆、镇逆,用升麻、白术、柴胡、桔梗等益气升提。

脾胃病常因肝气不舒而诱发或加重,多见脘腹胀满、咽喉似有物梗阻、喜叹息等症,方炜煌常用玫瑰花、绿萼梅疏肝理气不伤阴之品,酌情再加白芍、当归等养肝血、柔肝阴,少用龟板、鳖甲、阿胶、熟地等易滋腻碍胃、生湿助满之药;暑天湿气重,喜加扁豆、佩兰、藿香等以健脾和胃、清暑化湿;无论寒热虚实,一般脾胃病的治疗均配伍健脾理气和胃之品,如木香、砂仁、白术、山药、焦三仙之类,以加强脾胃的运化功能。

脾胃病病在血分,多见胃脘疼痛较甚,以刺痛为主,甚可见胃出血之症,为胃病日久,气病及血,伤及脉络而成。辨证属气滞血瘀型胃痛者,常用砂仁、广木香、九香虫、香附、延胡索、川楝子等理气化瘀止痛之品,善用延胡索行血中之气滞,川楝子行气中之血滞,少用草豆蔻等燥烈伤津之品;辨证属瘀血阻络型胃痛者,则多用白及、桃仁、红花、三七粉等,极少用三棱、莪术等破血药;对于血虚不能濡养脾胃出现的胃脘隐痛者,常用白芍、当归、阿胶养血补血,并伍黄芪、党参之流补气,共奏益气养血之功,体现了其在脾胃病治疗中气血兼顾的特点。

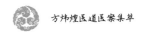

四、调理体质强脾胃

　　中医体质是人体生命过程中,在先天禀赋和后天获得基础上所形成的形态结构、生理功能和心理状态方面综合的、相对稳定的固有特质。脾胃位居中焦,是气血化生、阴阳调和、气机升降的重要脏腑,脾胃损伤可加重偏颇体质的进程,各种偏颇体质亦可影响脾胃功能的正常运转。方炜煌常从调理偏颇体质入手达到强壮脾胃的目的。

　　气虚质脾胃病患者常见脾胃运化功能低下,甚至出现气虚下陷的胃下垂症状,通过益气健脾法可从根本上改善气虚体质,常用药物有黄芪、党参、太子参、炒白术、怀山药等;气郁质脾胃病患者常因情志因素加重,反复出现纳呆、脘腹胀满、嗳气等症,方炜煌常在疏肝解郁方药中加健脾消导之品,如陈皮、半夏、炙鸡内金、焦三仙等;脾气亏虚或气机郁滞,无力行血摄血可致血行不畅,而出现气虚质、气郁质兼血瘀质,治疗常在益气健脾、疏肝理气基础上,加活血化瘀之品,如川芎、丹参、桃仁、红花之流。中医认为脾气虚可使卫外功能减退,导致体质敏感,易发湿疹等症,通过益气健脾固表药物调理可改善特禀质的过敏症状,常用方剂有玉屏风散、四君子汤等。通过调理脾胃改善偏颇体质是中医整体观和"脾胃为后天之本"思想的具体运用。

五、阴阳兼顾调脾胃

　　方炜煌治病首重调理脾胃,并认为调理脾胃当阴阳兼顾。在借鉴东垣"生脾阳"、叶氏"养胃阴"的基础上,常运用"温胃阳""滋脾阴"之法。胃阳即胃中之阳气,主受纳、腐熟水谷,胃阳虚则临证可见胃脘冷痛、泛吐清涎、脘痞不食等症;脾阴即脾之营血、阴液,具有滋润、收摄的作用,能制约脾阳,共同维持脾的正常运化和统血功能,脾阴虚可见舌绛、咽干、便结、口糜舌疮等症。方炜煌临证处方,常用人参、黄芪、升麻、柴胡、葛根之类升运脾阳,用生地、知母、玉竹、山药、白芍之类滋养脾阴,以吴茱萸、干姜、高良姜之属温胃阳,以沙参、麦冬、石斛之属养胃阴。

第三节
脾胃病经验方

在脾胃病的调治中,方炜煌强调要关注脾胃相合、表里输应、生理相依、病理至关等关系,做到分辨主次、明其兼夹,在治疗中有"调补脾胃为要,固护胃气为先""通调气机""兼顾阴阳""寒热并施"等主张。自拟健脾清胃方、消食通便丸为治疗胃肠道疾病的基础方,加减治疗慢性萎缩性胃炎、慢性非萎缩性胃炎、胃溃疡、慢性肠炎及各型便秘等胃肠道疾病,取得较好效果。

健脾清胃方由党参、炒白术、茯苓、炒枳壳、砂仁、姜半夏、炒金银花、黄连、炒黄芩、制香附、陈皮、败酱草、徐长卿、蒲公英、乌贼骨、炙鸡内金等组成。方中党参补中益气、健脾和胃,炒白术甘温补虚、苦温燥湿,砂仁行气调中、化湿醒胃,姜半夏燥湿化痰、降逆止呕,茯苓健脾渗湿,陈皮辛散温通,长于理气健脾胃,六味药物起益气健脾、和胃祛湿作用;方中徐长卿化湿止痛、乌贼骨制酸止痛、制香附行气止痛,主攻各类胃脘痛;炒金银花、黄连、炒黄芩、败酱草、蒲公英苦寒坚阴,清泄胃肠实热,平衡方子的温凉药性;炙鸡内金消食化瘀。

脾胃病治经验(手稿)

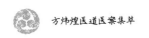

全方寒热并用,阴阳并调,共奏健脾和胃、清热消炎、舒畅气机之功效。

健脾清胃方是治疗各种慢性胃炎的基础方,随证加减使用。胃寒重者加干姜、吴茱萸;胃热甚兼幽门螺杆菌阳性者加马齿苋、白花蛇舌草等;湿邪偏盛者加薏苡仁、藿香、蔻仁;痰热重者加竹茹、瓜蒌,气滞者加佛手、木香、川厚朴花、炒枳壳;肝火犯胃者加白芍、乌梅肉;血瘀者加丹参、三七、蒲黄、白及;食滞者加炒二芽、神曲、炙鸡内金;胃酸多者加煅瓦楞、乌贼骨;胃痛甚者加延胡索;便秘者加制大黄、无花果;胃阴虚者加麦冬、石斛等。

胃腑以通为用。设立消食通便基础方加减治疗各型便秘。由黄连、生大黄、番泻叶、川厚朴、炒枳壳、炙鸡内金、山楂等药物组成,其中黄连苦寒泻热,番泻叶泻热行滞,生大黄泻下攻积、清热泻火,川厚朴下气宽中、消积导滞,炒枳壳行气宽中、化痰消积,炙鸡内金消积滞、健脾胃,山楂健胃消食、行气散瘀、化浊降脂。全方共奏通腑泄热、健脾和胃功效。此方专为"通"而设,是"五脏以通为顺,六腑以通为用"思想的具体运用。

方炜煌认为妥善处理好脾胃关系,使得脾胃纳运相得、升降相因、燥湿相济,才能更好地发挥"后天之本"在疗疾健体中的作用。临证中,他始终重视对脾胃功能的保护,将"调补脾胃为要,固护胃气为先"观点运用在病证治疗和体质纠偏过程中,以促进人体脾胃功能的健旺。

第
七
章

对
『
通
』
『
通
法
』
的
思
考

　　迪卿先生在《乳部外症的体会》中，全面总结了对内吹、外吹、乳痈、乳疽、乳发、乳岩等乳腺病病机特点的认识，认为气血凝滞、经络阻塞是引发乳部外症的总病机，并记录了其采取扶正祛邪汤药内服联合局部"盘底药线引流法"外治，以疏通全身气血和局部瘀滞的经验。方炜煌受此启发，并通过对《说文解字》释"通，达也"及《素问·经脉》所云"夫百病之生，皆因郁塞痞滞，凝结不通"等中医文献关于"通""不通"及"通法"的探究，经长期的临证实践，对"通"的理解和"通法"的运用有了较为深刻的感悟和认知。方炜煌认为"通"有四个层面的意义：其一，"通"是对人体健康状态的高度概括，表现在生理上，是经脉、脉道、窍道、三焦等的畅通，是阴阳、气血、津液等的交通、流通、沟通，是脏腑气机的通达及心理情绪上的通透，是维护人体健康、少生病、病后快速恢复的基础；其二，"通"体现在"天人相应""天人相通"中，是人类生命与宇宙自然互联、互通的理想状态，是生命充满生机的原动力；其三，"通"是中医用运动、变化、发展的观点分析研究生命、健康和疾病等医学问题的思维方法；其四，"通"是中医治疗疾病、调养身心、维护健康的重要方法。在这些认知的基础上，方炜煌建立了"以通为常"的健康观，"不通则病"的发病观，形成了理法方药多辨"通"的诊疗思路及"通其不通"的辨证治疗体系；提出了气血"通"贵在气"通"、脏腑"通"重在三焦"通"、全身"通"重在脾胃"通"等学术见解。

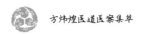

第一节
人体通道系统

中医理论认为人体存在着诸多通道系统,如《黄帝内经》中记录的通道有经络、经遂、九窍、使道、六腑、腠理、玄府、气门、三焦等,具有沟通人体上下、内外,联系脏腑肢节、肌肤肌肉,运送气血津液,排泄水液、糟粕等作用,这些通道系统遍及全身,涉及人体从整体到局部、从宏观到微观的各个层面。在这些通道系统中,方炜煌聚焦三焦,将迪卿先生在中医外科疾病治疗中运用的"三焦辨证"理论,运用至内科、妇科、儿科等疾病的诊治中,取得了较为满意的临床疗效。他认为三焦是人体水、气、精微物质运行的通道,是气机转运的空间;空间、通道系统必须保持通畅状态才能发挥出应有的作用,故"通"是上焦、中焦、下焦发挥正常功能及与其他脏腑相互沟通、协作的基础。他将人体通道系统的通畅状态称为"通态",是人体健康的正常状态,以此建立了"以通为常"的健康观。在人体诸多通道系统中,他认为"三焦"通畅与脏腑功能关系最为密切。

第二节
三焦与三焦辨证

一、三焦的位置

虽然历代医家对三焦形态认识不一,但多数医家认为三焦有名有形,且有具体的解剖结构。

(1)传统观点:按部位直观地划分为上焦、中焦、下焦。如《灵枢·营卫生会》中曰："上焦出于胃上口,并咽以上,贯膈而布胸中,走腋循太阴三分而行,还至阳明,上至舌上……中焦亦并胃中,出于上焦之后……下焦者,别于回肠,注入膀胱而渗入焉。"上焦以胃上口为起点向上至舌,包括心、肺、食管、口腔等;中焦从胃上口到胃下口,包括脾和胃;下焦从胃下口到膀胱,包括大肠、小肠、肝、肾等;张景岳在《类经脏象类》中曰:"三焦者……盖居脏腑之外,躯壳之内,包罗诸脏,一腔之大腑也。"认为三焦是指躯体中包裹脏腑的腔体,又称为"大腑";清代唐容川在《血证论》中进一步提到:"三焦……即人身上下内外相联之油膜也。"认为三焦是"大腑"中的"油膜"组织。

(2)现代研究:现代医家对三焦位置、结构实质的探索较多,如王永洲[12]把人体看成一个大脏腑,提出"大三焦"说,认为三焦统合脏腑功能,主导经络营卫的内通外联,完成升降出入、吐故纳新的生命代谢过程;李洪海等[13]从膜的结构和功能分析,认为三焦的实质是由不同膜所构成的空间结构;安星燕等[14]从现代生物学角度,提出了三焦器官是联系人体各组织脏器、具有特殊组织结构的最大组织系统,分布于人体组织、器官、系统之间,连接并濡养全部组织和细胞的重要场所,将人体组织器官有机合一,发挥着干细胞储备、水液代谢、养分运输、免疫调节、激素运输、信号传递的通道等功能;马宁[15]从人体解剖学出发,认为三焦是以胰腺为中心,包括胃、十二指肠和小肠的解剖结构;蒋宏岩等[16]通过整合医学分析后认为,三焦为腹膜实体器官,是连接脏腑的桥梁和纽带;张天星等[17]从三焦的形质和功能方面分析,认为三焦为人体的众多罅隙,不局限于躯体,而是遍布全身,内至脏腑,外至皮毛。

无论是传统观点还是现代研究,都认同三焦是真实存在的,是人体最大的脏腑,具有"通道"的特性。

二、三焦的功能

虽然历代医家对三焦的定位、结构、实质有不同说法,但基本都认可

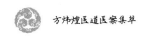

三焦是人体重要的通道系统,具有强大的生理功能,正如《中藏经》中所说:"三焦通,则左右内外上下皆通也。"《方氏脉症正宗》中所讲:"三焦者,人之三元之气也,总领脏腑、营卫、经络、内外、左右、上下之气也,莫大于此也。"由此可见,三焦"通"对全身生理功能的正常运行起着重要作用。方炜煌认为无论三焦形态、结构如何,其通道作用、气化功能最为重要,两者相辅相成,支撑、协调着各脏腑功能的正常运转,对内环境的稳定和健康的维系具有其他脏腑不可替代的作用。

(1)气的运行通道和气化的场所:中国古人认为气是宇宙万物的本原,是万物运动变化的肇始,气充盈于宇宙空间,为万物连接的中介。《难经·六十六难》中曰:"三焦者,原气之别使也,主通行三气,经历五脏六腑。"《中藏经·论三焦虚实寒热生死逆顺脉证之法第三十二》中对三焦的生理作用做了更为具体的描述:"三焦者,人之三元之气也,号曰中清之腑,总领五脏六腑,荣卫经络,内外左右上下之气也……其于周身灌体,和内调外,荣左养右,导上宣下,莫大于此者也。"可见三焦是气的通道系统,是人体诸气升降出入的通道,是机体气机气化(即气的生化、运化过程)的场所,其气机、气化作用将各脏腑很好地连接、沟通起来。方炜煌认为三焦"通"是对"上焦如雾、中焦如沤、下焦如渎"状态的高度概括,只有"通"才能正常发挥气化功能,实现统领、协调脏腑功能,促进阴阳和谐、气血流通,维护人体健康状态。

(2)输送气血津液,滋养五脏六腑:《素问·经脉别论》中曰:"饮入于胃,游溢精气,上输于脾,脾气散精,上归于肺,通调水道,下输膀胱,水精四布,五经并行。"三焦好比厂房,是气血津液的生产车间,又好比铁路、公路、桥梁等交通运输系统,承担着输送气血津液至脏腑、肌肉、经络、毛发等组织的任务;三焦功能的协调配合,共同完成了气血津液的生成、运输及营卫气血的调节运行,方使五脏六腑得到气血津液的滋养,从而发挥正常的生理功能。

(3)运行水液,排泄糟粕:《素问·灵兰秘典论》中曰:"三焦者,决渎之官,水道出焉。"三焦如体内的沟渠,是联系脾、肺、肾、膀胱与腠理、肌肤的通道,承担着管理水液流通与排泄的重任。通过三焦的气化作用,使水化为津液,从腠理、皮毛排出为汗,从膀胱、尿道排出为溺。张景岳将这一过程的作用节点总结为"其标在肺,其制在脾,其本在肾"。肺、脾、肾分居上、中、下焦,它们对水液的输布、排泄功能经由三焦"通道"得以实现。《灵枢·五癃津液别》曰:"津液各走其道,故三焦出气,以温肌肉,充皮肤,其为津,其流而不行者为液……"由此可见,无论是人体正常的津液还是病理产物如痰饮等均是以三焦为通路。三焦作为通道系统,畅通是人体水液代谢重要的生理基础。

三、三焦"通"的重要性

张景岳在《类经·脏象类》中说:"三焦者,确有一腑,盖脏腑之外,躯壳之内,包罗诸脏,一腔之大腑也。"在形态上,三焦实则涵盖了诸脏腑及躯壳之内、脏腑之外的空间结构,因其大而无形的空间,无与匹配,故又称其为"孤腑"。中医认为"腑"的生理特征是"以通为用",三焦作为人体最大的腑,自然也具备这样的特点。《难经·三十一难》曰:"三焦者,气之所终始也。"《难经·六十六难》说:"三焦者,原气之别使也,主通行三气,经历五脏六腑。"可见三焦是"诸气"升降出入的通道。《素问·灵兰秘典论》曰:"三焦者,决渎之官,水道出焉。"可见三焦是输布水液的通道;《灵枢·营卫生会》中形象地描述三焦的功能状态为"上焦如雾,中焦如沤,下焦如渎"。上焦通过心肺调节,布散水谷精微,如雾露般蒸腾,以推动气血的运行;中焦通过脾升胃降、肝疏胆利的调节作用,使水谷如同沤物浸渍般化生气血;下焦通过肾的蒸腾和气化,使水液化生水气,如沟渠将水液输布全身并下输膀胱。可见三焦是布散营养物,排出代谢废物的通道。

方炜煌认为脏腑"通",重在三焦"通"。五脏六腑分居上、中、下三焦,通过经络、气血相互沟通、连接,形成了一个相互影响的统一整体,共同完成水谷精微、气血津液的生成、运行和代谢。三焦作为五脏六腑共同的生

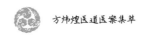

存空间和工作场所,其内环境的稳定和通畅,主宰着气机的出入升降和气化作用的正常开展,是脏腑生理功能正常运转的基础,故上、中、下三焦的通畅是维护脏腑功能,保障全身气血畅通的关键环节,正如《中藏经》中所说:"三焦通则内外左右上下皆通也。"

四、三焦辨证

三焦辨证是清代医家吴鞠通所创立,主要用于温热病辨证的方法。以三焦所属脏腑、经络在温热病过程中的病理变化为依据,把温热病的发展变化过程划分为上焦病证、中焦病证、下焦病证三个阶段,以此阐明温热病的病位、病性、病机、证候特点及传变规律,辨证的重点是邪气的传变、正气的盛衰对脏腑功能变化的影响。方炜煌认为吴鞠通的三焦辨证展现了三焦与脏腑功能在外感温热病发生、发展过程中的相互影响及在治疗中的重要作用;作为以脏腑功能变化为核心内容的内伤杂病,与"三焦"的病理变化更为密切,故三焦辨证亦适合内伤杂病,尤其适合杂病兼有外感温病的辨证。

方炜煌临床擅治内科杂症,认为三焦功能异常在疾病发生、发展中有重要影响。而引发三焦功能失常的常见原因有二:一是三焦通道受阻,二是相关脏腑功能失常。在内伤杂病中运用三焦辨证,应首辨三焦畅通与否,是否存在痰湿、气滞、瘀血、腑气不通、经络不通等瘀堵情况,再结合脏腑辨证功能,进一步查找引发三焦不通、气化失常的原因,进行疾病的定位、定性分析,方能做到精准辨证、标本兼治。

五、三焦病变的常见病症

三焦病变通常是指与三焦功能相关的脏腑发生的病变。方炜煌认为任一脏腑功能失调,均可导致三焦通道壅塞、郁滞,造成气机升降失司和气血津液生成、输布、代谢障碍,从而引发各种病症。如上焦心、肺功能异常,可引发心悸、失眠、胸闷、咳喘、口舌生疮、嗜睡、多梦、消渴等病症;中焦脾、胃功能异常,可引发胃脘痛、嗳气、嘈杂、呕吐、便秘、泄泻等病症;下焦肝、肾、膀胱功能异常,可引发腰痛、小便不利、水肿、遗尿、尿频、阳痿、早泄等病症;三焦气道不利、痰瘀互结,可导致各类结节和组织的异常增生,如肺结节、甲状腺结节、乳腺结节、皮下脂肪瘤、胃肠息肉等,甚至发生组织、器官的恶性病变。

六、以"通"治三焦

方炜煌以"三焦"为纲,将"三焦辨证"运用在内伤杂病的诊治中,认为保持三焦通畅是治疗诸疾的关键,确立了"通法"为治疗三焦病变的基本治则。"通法"具体的运用则视病因、病位、病机及体质类型而定,如病位不同,分别有宣上、运中、泄下等治法,针对不同病因则有温通、润下、消积、化痰、活血、逐瘀、芳化、疏利、透达等治法。他还认为:

(1)三焦病变应防治相结合,在防治过程中要重视理气、顺气、益气药物的合理运用,使气机顺畅调达。

(2)重视内外兼治。针灸、推拿调理经络、疏通气血的作用显著,配合膏、汤、丸剂运用,可达通里合外的目的。

(3)重视脾升胃降的枢纽作用。临证中,要特别关注患者排便情况,可佐以理气、消导、润肠、通腑之品,以确保腑气的通畅;各类疾病均可加用怀山药、炒白术等健脾及焦三仙、炙鸡内金类消食导滞之品,以加强脾胃的运化功能。

(4)补气养阴并重。尤其是年长者,益气健脾养胃的同时加强补肝肾益精血药物的运用,如党参、怀山药、麦冬、沙参、黄芪、山萸肉、生地等。

(5)梳理三焦气机,重视药引的使用,如柴胡、升麻、葛根等可助气机上升,杏仁、苏子、旋覆花、代赭石、炒枳壳等可导气下行。

(6)重视肝气疏泄在畅达三焦气机中的重要作用,常用疏肝理气不伤阴的花类药物,如绿萼梅、玫瑰花等,并认为"话疗"是调理情志的一味圣药。

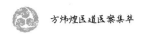

第三节
体质因素引发"不通"

　　方炜煌认为凡偏颇体质都存在引发"不通"的潜在因素,在《中医体质分类与判定》标准中,除平和质外,其他8种偏颇体质类型都存在"不通"的隐患。如气虚质常因气的推动、气化作用低下,影响血的运行而出现脏腑、经脉气血瘀滞不通的现象;阳虚质的人阳气不足,温煦功能低下,易生内寒,寒性收引从而影响气血和津液的运行,可出现畏寒、手脚冰凉、关节疼痛等症状;阴虚质者阴液不足,可致筋脉、肌肉失于滋润,继则阴虚火旺,炼液成痰,壅塞通道而致"不通";痰湿质者湿邪内盛,易阻滞气机运行;气郁质者常因情志不舒,气机郁结,郁久化火炼液成痰,致痰气互结,或气滞血瘀;瘀血质者血行缓慢,瘀血阻滞经络。复合型偏颇体质者"不通"的临床表现更加显著,如痰湿质兼肺气虚者,可见咳喘痰多、胸闷,甚则口唇发绀、下肢水肿等症;痰湿质兼脾虚者,除见纳呆、腹胀、大便不成形等运化失常表现外,还可见痰浊流注肌肉、筋骨、关节,出现瘰疬、痰核、半身不遂、肢节疼痛等病症;常见的复合型偏颇体质还有气虚质兼瘀血质、阳虚质兼阴虚质、气郁质兼痰湿质、气郁质兼阴虚质等,导致"不通"的病因病机也更加复杂、多变。另外,跌扑损伤、蚊虫叮咬等亦可阻碍局部气血的运行和经络的通畅,出现肿胀、疼痛等"不通"表现。

　　方炜煌认为虽然体质类型各异,但"不通"的机理都与气血运行不畅、脏腑功能失调有关,可根据证情和体质类型,分别采用通腑泻下、活血化瘀、健脾祛湿、化痰散结、疏肝理气、温阳散寒、消食导滞等"通法";同时,保持良好的生活习惯、合理的饮食结构和适度的运动,是改善体质、疏通经络、调理气血的有效方法。

第四节
因"质"施"通"

　　方炜煌临证注意明辨患者体质,有针对性地因"质"施治、因"质"保健。他认为"治病必求于本"中含"体质之本"之意。同一病因所致的同一病证,因体质不同会出现不同的病理反应。如外感病,虽有风寒、风热之别,夹暑、夹湿、夹燥之分,但气虚、阳虚之体易出现风寒证型,病情常反复;阴虚燥热之体易表现风热、燥热证;而小儿外感又易夹惊、夹食;老人体虚易发生传变。因此,体质不同立法处方也就迥然不同。

　　在长期临证实践中,方炜煌针对不同体质引发"不通"的治疗用药形成了一定的规律,如气虚质者常采用益气活血通脉法,补气药中常配活血、理气之品,如黄芪、炒白术与丹参、川芎相伍;气虚明显者则在补气行气药中搭配温阳通气的药物,如人参配肉桂,人参大补元气、补脾益肺,肉桂补火助阳、散寒止痛、温通经脉;白术配干姜,白术健脾益气、燥湿利水,加干姜温中散寒、回阳通脉;山药配桂枝,山药补脾养胃、生津益肺、补肾固精,配桂枝温通经脉、助阳化气。对阴虚质者常采用养阴清热活血法,常用养阴清热药有知母、丹皮、玄参、地黄、鳖甲、百合等,多配养血药物如当归、白芍、阿胶等。对湿热质常采用清热通利法,常用药物有黄芩、黄连、黄柏、夏枯草等,配利湿通淋药如车前子、金钱草、萹蓄等。对气郁质常采用疏

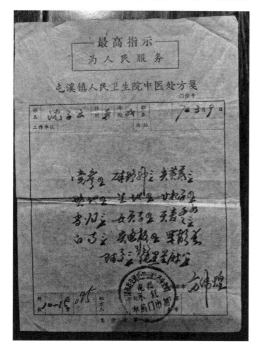

1972年处方

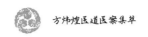

肝理气法,常用中药有柴胡、郁金等,配合花类疏肝理气药如玫瑰花、绿萼梅、代代花等。对瘀血质常采用益气活血法,常用活血化瘀药有丹参、红花、三七粉等,配当归、黄芪等益气活血药物。

第五节
"八法"寓有"通"意

方炜煌把人体气血充盈、血脉通畅、机体功能健全的生理状态称之为"通态",提出了以"通"为健、以"通"为寿的学术主张,将凡能促进阴阳平衡、气血通畅、脏腑功能正常运转的方法称之为"通法"。

他认为"通法"有广义和狭义之分。狭义"通法"指通下祛邪之法,运用于胃肠实热积滞、燥屎内结、水液停留、瘀血内蓄等邪实而正未虚之证;广义"通法"则包含了清代新安名医程国彭首创的汗、吐、下、和、温、清、消、补"八法",把广义"通法"理解为"盖一法之中,八法备焉,八法之中,百法备焉。病变虽多,而法归于一"中的"一",体现了他临证治疗中"病变虽多,而法归于通"的见解。

为何这么认为呢? 需从"八法"的作用特点来分析、理解。汗法具有开泄腠理、调畅营卫、宣发肺气、促使体表毛孔开放排汗的作用,可通其表;吐法可使胃气通利,排除痰涎、宿食及毒物,可疏通上、中二焦;下法具有泻下、荡涤、攻逐的作用,可通其里;温法可温里散寒,去寒湿,去凝滞,温通脏腑、经络;和法可调和营卫、调和阴阳、调和气血,通达上下、左右、内外;清法具有解毒、透邪、化浊、利湿等作用,可宣通气机;消法有消风、消暑、上下分消、表里分消及前后分消等具体治法,可消宿食、燥屎、痰饮及瘀血,畅通气血津液的运行;补法具有滋阴润通、益气行血、养血活血等作用,以利全身气血津液的流通。可见"八法"之中均蕴含着"通"意,其作用可以"通"概之。

方炜煌认为,"八法"是在不同层面上发挥着"通"的效应,方法不同作用点也不一样,但效应都是去除各种"不通"的病理因素,逆转或改善"不通"的病理状态,正如清代名医王清任所说:"能使气通血活,何患疾病不除。"故方炜煌把广义"通法"看成促进气血通畅、恢复脏腑功能正常运转、协调各部平衡状态及疏通心理的总方法。

第六节
"通法"的临证要义

在临床具体运用"通法"治疗内伤杂病中,方炜煌认为在保持三焦、经络、血脉等通道系统畅通、气血充盈的基础之上,要特别关注气机的运行与脏腑功能之间的关系,尤其是脾与胃、肝与胆、心与肾、肝与肺等脏腑功能的协调;在临证中要时刻关注患者的情绪变化,尤其是慢性病患者,要积极开展"话疗",发挥"话疗"在疏通气机、通调心神中的作用。

(1)脾升胃降:脾宜升则健,胃宜降则和。脾阳上升,运清阳上呈清窍,胃气下降,降浊阴以归六腑。脾的升清和胃的降浊功能相互配合、相互依存,共同维持着人体气机的升降平衡。方炜煌认为健脾和胃法是促进脾升胃降之法,适用于疾病的各类证候。按照"调补脾胃为要,固护胃气为先"的思路,治疗用药又以通降为关键,通可顺脾气,降可顺胃气。临床常用太子参、炒白术、怀山药益气健脾和胃,提高运化能力以固本;用焦三仙、炙鸡内金等消食健脾和胃,加快气机运转;用砂仁、枳壳、陈皮、厚朴、木香、香附、柴胡等理气健脾和胃;用旋覆花、代赭石、瓦楞子等化痰降逆和胃;用吴茱萸、川黄连辛开苦降,制酸止痛;用焦槟榔、枳实等降胃肠之气;用石菖蒲、厚朴、半夏等化浊醒脾。

(2)心肾相交:心属火,肾属水,正常情况下,心火下降以温煦肾水,促进全身阳气升腾;肾水上济以滋阴养心,防止心火过亢;心火下降和肾水

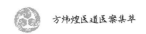

上升维持着心肾之间的水火平衡状态,以使心肾精气互生互化,有助于滋养其他脏腑的生理功能和精神状态。如心肾之间气机升降失调,则会出现一系列病症,如口舌生疮、心烦失眠、健忘、腰膝酸软、潮热盗汗等,治疗应养阴清热、交通心肾,方炜煌常用交泰丸、黄连阿胶汤、六味地黄丸、天王补心丹、归脾丸及酸枣仁汤等治疗。

(3)肝肺相乘:肝属木主升发,肺属金主肃降。正常情况下,肺对肝有制约作用,曰"金克木"。若肝木过旺反侮肺金,或肺金不足,不能正常克制肝木,均可影响气机运行,称之为"肝肺相乘"。因肝气郁结或肝火过旺,致肝气犯肺,肺气不降所致者,称"木火刑金"。临床可见咳嗽之症,以呛咳为主,呈阵发性,甚或咳痰带血;常因情志因素诱发或加重。

(4)肝胆相济:肝胆同属木,互为表里,但肝为刚脏,主升主动,喜条达恶抑郁;胆为清净之府,合于肝,助肝之气机条畅;肝胆相济则肝气升发,促使脾肾之气上达,以滋养清窍;胆气下降,助六腑之气通降;肝胆疏泄有度,则全身气机升降调畅。胆气上逆可见口苦、呕吐苦水等症,肝胆气滞可见胸胁胀痛、头晕、食欲不振等症。方炜煌常用柴胡、川楝子、郁金、香附等疏利肝气,用桑叶、菊花、夏枯草、决明子等平肝潜阳,用茵陈、金钱草、黄芩、栀子、龙胆草等泄肝胆湿热;常用四君子汤实脾土,以防"木克土"。

(5)脏病通腑:在以整体观为核心思想的中医理论中,互为表里的脏腑之间和经络相连的脏腑之间,在生理上相互促进,病理上亦相互影响,这种关系称之为"脏病通腑"。《素问·咳论》中记载:"五藏之久咳,乃移于六府。脾咳不已,则胃受之……肝咳不已,则胆受之……肺咳不已,则大肠受之……心咳不已,则小肠受之……肾咳不已,则膀胱受之。"脏病发病可影响所合之腑。方炜煌临证治疗咳、痰、喘等肺系病症时,常采用通泄大肠腑气的方法来辅助治疗,使用制大黄、枳实等药通腑气以行肺气;又如《伤寒论》中第207条曰:"阳明病,不吐不下,心烦者,可与调胃承气汤。"胃脉通于心,胃中燥热循经上扰,则神明不安而心烦,可予调胃承气汤通肠腑除郁热以安心神。方炜煌还常用通利胆腑以宁心安神的方法治疗痰热内扰所致的惊悸、烦躁、失眠等症,用通淋利尿法治疗心火亢盛的口腔溃疡,用通腑泻热法治疗肝胆湿热所致的面部痤疮等。

(6)通畅气机:气是中国古代哲学和中医理论中的重要概念,是构成宇宙万物的基本元素。中医学认为气是人体生命力的表现,有元气、宗气、营气、卫气等,具有推动人体生长发育、维持生理功能、抵御外邪等作用。气机不畅可导致脏腑出现各种"不通"的病理状态,如肝郁气滞、脾胃气滞、肺气郁滞、气滞血瘀等,因此,通畅气机是中医治疗疾病的重要原则之一。方炜煌认为治疗疾病不仅要运用药物通畅气机,还应宣传、推广太极拳和八段锦等具有行气调血、舒筋活络、通畅全身气机的运动,以助药力。

(7)通利三焦:三焦为六腑之一,是人体气机运行的通道,气化活动的场所,也是气血津液代谢的通道。方炜煌重视"通利三焦"在治疗中的作用,常用杏仁、桔梗等宣发上焦之气,用蔻仁、砂仁、陈皮、木香等畅通中焦之气,用泽泻、车前子等渗利下焦;建议人们日常多食具有通利作用的食物,如白萝卜、莲藕、丝瓜、冬瓜等,利于保持机体气机的通畅。

(8)通达心神:在中医理论中心神是指人的精神、意识、思维活动,是人体生命活动的主宰,心神的正常运行依赖于气血的充盈和通畅。如果气血亏虚或运行不畅,易致心神失养出现失眠、健忘、多梦、烦躁、抑郁等症状。方炜煌认为长期的病痛易致患者产生焦虑甚至抑郁情绪,故情志调理、心理疏导是治疗慢性病不可或缺的一环,主张除运用远志、茯神、百合等调养心神的中药外,应充分发挥"话疗"的作用,帮助患者克服不良情绪,达到通调心神的目的。

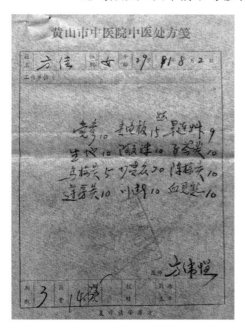

1991年治疗崩漏处方

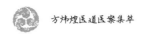

第
八
章

自
创
方
及

经
验
用
药

第一节

自创方

　　创方是指医家根据自己的临床经验,针对某些病证首次总结出的方剂,或者是根据前人方剂再结合自己临证经验化裁出的方剂。[18]《新安医学精华丛书·方药》分册归纳总结了新安医学的方药成就,介绍了新安医家 44 首原创方剂,如清代医家程国彭《医学心悟》中的止嗽散,清代医家罗美《古今名医汇粹》中的香砂六君子汤,清代御医吴谦《医宗金鉴》中的桃红四物汤、五味消毒饮,清代医家汪昂《医方集解》中的金锁固精丸、龙胆泻肝汤,明代医家吴昆《医方考》中的清气化痰丸,清代医家郑梅涧《重楼玉钥》中的养阴清肺汤,清代医家方秉均《方氏脉症正宗》中的调顺阴阳汤及对六味地黄丸、逍遥散、桂枝汤、麻黄汤、独活寄生汤等34首"改正"系列方,这些方剂体现了新安医家重实践、求疗效、务实创新的学术精神。方炜煌认为随着社会变迁,疾病谱和发病特点在不断变化,治疗用药亦有相应变化,须量体裁衣,按锁配匙;要在学习前人经验、分析先人组方意图基础上,依据患者病情和体质情况及医者的诊疗思路,予以化裁,方能在传承基础上有所发展,更好地服务当下。

　　方炜煌始终坚持用纯正的中医思维、纯粹的中医疗法服务患者,灵活运用汤、膏、丸剂型治疗内、外、妇、儿等科疾病,积累了一些经验方。在

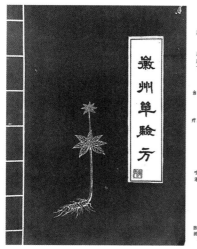

1986年入选《徽州单验方》的自创方

1986 年开展的全市（原徽州地区）单方、验方普查和收集工作中，经去粗取精、去芜存菁，选择了经临床验证确有疗效的各科单验方共 157 首，汇编成《徽州单验方》，其中就有方炜煌关于肺结核空洞、高血压、心脏病、胃窦炎、咯血、精神分裂症、尿路感染、急性胆囊炎、肾盂肾炎、小儿暑泻、足跟痛、落枕等病症治疗的有效方剂 12 首。近些年他在辨证＋辨质的"双辨"思维模式，辨证论治＋辨质论治的"双治"治疗模式，调理脾胃为要、顾护胃气为先及以"通"为健等学术观点基础上，构建了由"辨证用药＋辨质用药＋健脾和胃＋通调气血"四部分组成的处方用药体系，总结出系列自创方，具有组方思路清晰、理法方药齐备、用药精准全面的特点。

一、胃肠系列方

1. 寿康胃痛丸

组成：黄连100克，徐长卿100克，乌贼骨100克，炒白术100克，瓜蒌皮100克，姜半夏50克，炒枳壳100克，制大黄100克，茯苓100克，蒲公英100克，炒金银花100克，炙鸡内金100克，白蔻仁50克，半枝莲100克，砂仁50克。

功效：清泻肝胃郁热，健脾理气止痛。

主治：胃痛实热证。

方解：方中黄连清泻肝胃郁热为君；徐长卿疏肝解郁、理气止痛兼活血化瘀为臣;佐乌贼骨制酸止痛,蒲公英、炒金银花、半枝莲消炎止痛;用制大黄、瓜蒌皮、炒枳壳通腑降气,使郁热有去路,利于肝胆、胃肠及全身气机的通畅;用炒白术、砂仁、茯苓、姜半夏、白蔻仁、炙鸡内金健脾祛湿、理气助运,以养后天之本。全方共奏清泻肝胃郁热、健脾理气止痛之效。

用法:水泛为丸,每次10克,每日2~3次,饭后温水吞服,1个月为一疗程。

2. 寿廉健脾丸

组成:党参100克,炒白术100克,茯苓100克,姜半夏50克,广木香100克,砂仁50克,炙升麻50克,柴胡50克,炙黄芪100克,炒白芍50克,川黄连100克,炒黄芩100克,炙鸡内金100克,炙甘草50克。

功效:益气升清,健脾和胃。

主治:虚证胃痛、泄泻及胃下垂等。

方解:方用四君子汤补益中气、强健脾胃;炙黄芪、炙升麻、柴胡补气升阳;佐木香、砂仁健脾行气,补中有通,补而不滞;黄连、炒黄芩清热坚阴,配炒白芍柔肝阴、养肝血,缓急止痛,补而不燥。全方共奏益气升清、健脾和胃之效。

用法:水泛为丸,每次10克,每日2~3次,饭后温水吞服,1个月为一疗程。

3. 寿廉肠炎丸

组成:葛根100克,炒黄芩100克,川黄连50克,白头翁100克,炒金银花100克,炒白术100克,败酱草100克,云茯苓100克,春砂仁50克,炒枳壳50克,广木香100克,鱼腥草100克,姜半夏50克。

功效:清热祛湿,厚肠止泻。

主治:急性胃肠炎、慢性菌痢及溃疡性结肠炎。

方解:方用葛根芩连汤清热利湿、厚肠止泻;佐以白头翁、炒金银花、败酱草、鱼腥草清热解毒、消炎止痢;配炒白术、云茯苓、春砂仁、炒枳壳、广木香、姜半夏健脾和胃、理气止泻。诸药合用,外疏内清,胃肠同治,清热利湿止泻,健脾理气扶正。

用法:水泛为丸,每次10克,每日2～3次,饭后温水吞服,5～10日为一疗程。

4.寿康通便丸

组成:火麻仁100克,杏仁100克,瓜蒌仁100克,郁李仁100克,生大黄100克,番泻叶30克,枳壳100克,川厚朴50克,玄参100克,金银花100克,川黄连50克,白芍100克,西洋参100克,生地100克,麦冬100克。

功效:润肠通便。

主治:便秘。

方解:方中重用多脂质润的火麻仁润肠通便,配杏仁、瓜蒌仁、郁李仁润肺化痰,加强润肠力量;伍小承气汤及金银花、玄参、川黄连、番泻叶清下热结、消痞除满;配西洋参、生地、麦冬、白芍益气养阴,增强肠道"行舟"之力,达"泻而不峻、下不伤正"之目的。本方肺肠同治,虚实兼治,以补助通,为治疗便秘之常用方。丸者缓也,取循序渐进之效,可长期服用,尤其适合体虚及老年便秘者。

用法:水泛为丸,每次5～10克,每日1～2次,饭后温水吞服。

二、慢性肾炎基本方

组成:炙黄芪10克,党参10克,炒白术10克,怀山药10克,茯苓10克,砂仁(后下)5克,熟地10克,炙龟板(先煎)20克,山萸肉10克,泽泻10克,白花蛇舌草10克,半边莲10克,玉米须10克,白茅根10克。

功效:固本培元,通调水道。

主治:慢性肾炎。

方解:方用炙黄芪、党参、炒白术、怀山药、熟地、山萸肉肺脾肾同补,固本培元,通调水道;炙龟板、白茅根滋阴清热、凉血止血;玉米须、泽泻清利湿热;白花蛇舌草、半边莲清热解毒、利湿通淋。全方共奏固本培元、通调水道的作用,随证加减治疗慢性肾炎蛋白尿、血尿。

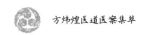

加减:蛋白尿较多者重用黄芪、怀山药、玉米须,加芡实等;尿隐血者加大小蓟、藕节炭、茜草炭等;湿热甚者加黄柏、淡竹叶、六一散、石菖蒲等;水肿者加蝉蜕、猪苓、车前草等;腰痛者加炒杜仲、怀牛膝、川续断等;阴虚内热者加丹皮、知母、女贞子、墨旱莲等;酌情使用当归、益母草、丹参、三七粉、川芎等活血通络之品,促进气血流通。

用法:每日1剂,煎服3次,15～30日为一疗程。

三、疏肝解郁基本方

组成:柴胡50克,云茯苓100克,白芍100克,炒白术100克,当归100克,薄荷50克,炒枳壳100克,绿萼梅100克,广郁金100克,制香附100克,玫瑰花100克,川芎50克,土鳖虫100克,生地100克。

功效:疏肝健脾,调理气血。

主治:乳腺小叶增生、乳房结节、面部蝴蝶斑及痛经等。

方解:方用逍遥丸合柴胡疏肝散疏肝健脾、调理气血;再加广郁金、绿萼梅、玫瑰花加强疏肝理气之力;炒枳壳理气宽中、化痰消积,调节胃肠气机;土鳖虫祛瘀散结;生地养阴清热、凉血生津,缓和理气药香燥之性,防止阴血耗散。全方共奏疏肝健脾、调理气血之效,加减使用。

加减:若瘀血明显,可配桃红四物汤之流,加强活血化瘀作用;乳腺结节者,可加山慈菇、白花蛇舌草、半枝莲、夏枯草、僵虫、海藻、昆布等;面部色斑明显者,可加葛根、黄芩、菊花、黄芪、桂枝等;有痛经者,可加益母草、桃仁、炮干姜、蒲黄等;脾虚明显者,可加党参、怀山药、炒扁豆、焦三仙、炙鸡内金等健脾消导之品;伴带下色黄者,可加炒黄柏、车前子等;伴失眠多梦者,可加夜交藤、酸枣仁、淡竹叶、黄连等;伴五心烦热、盗汗者,可加知母、丹皮、玄参、女贞子、桑葚子、煅龙牡等。

用法:水泛为丸,每次5～10克,每日2次,饭后温水吞服,1个月为一疗程。

四、乙肝基本方

组成:生黄芪30克,炒白术10克,怀山药10克,茯苓10克,薏苡仁30克,板蓝根30克,平地木10克,茵陈20克,炒山栀10克,重楼10克,蜀羊泉10克,蒲公英20克,绞股蓝10克,生地10克,山萸肉10克,丹参10克。

功效:健脾护肝益肾,清热利湿解毒。

主治:乙型肝炎。

方解:治肝之病当先实脾,方用生黄芪、炒白术、怀山药、茯苓益气健脾;肝肾同源,故以生地、山萸肉养肝肾之精血;在提高机体抗病毒能力的基础上,予板蓝根、平地木、炒山栀、重楼、蜀羊泉、蒲公英等清热解毒之品,加快病毒转阴速度;佐薏苡仁健脾化湿;茵陈、平地木清利湿热;丹参行气活血,疏通肝经,以防纤维化;绞股蓝具补虚、解毒、祛湿、活血等多重功效。全方扶正、解毒兼顾,共奏健脾护肝益肾、清热利湿解毒之效。

加减:转氨酶增高者,可加垂盆草、半枝莲、白花蛇舌草等;黄疸指数高者,可加苦参、炒黄芩等;伴肝纤维化者,可加泽兰、制鳖甲、制大黄、三七粉、生山楂等;肝血虚、肝阴不足者,可加当归、制龟板、制黄精、白芍、灵芝、五味子等;腹胀明显者,加川厚朴、炒枳壳等;恶心、胃纳不佳者,可加砂仁、陈皮、半夏等;湿热较盛者,可加杭白菊、桑叶、炒黄芩、龙胆草、车前子等。

用法:每日1剂,煎服3次,15～30日为一疗程。

五、寿康抗癌胶囊

组成:炙蕲蛇120克,守宫80克,全蝎80克,土鳖虫80克,蜈蚣30条,山慈菇80克,白花蛇舌草120克,半枝莲120克。

功效:破血散结,通络止痛。

主治:各种癌症初、中期且脾胃强健者。

方解:虫类药性走窜,具有通经活络、祛风止痛、散结抗癌作用。方用

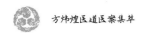

炙蕲蛇祛风通络止痉、守宫通经活络、祛风止痛,全蝎攻毒散结、消肿止痛,土鳖虫清热解毒、破血逐瘀,蜈蚣疏通经络、缓解疼痛;配山慈菇、白花蛇舌草、半枝莲加强清热解毒、散结消癥之力。全方以攻邪通络、散结止痛为主,对胃肠道有一定刺激作用,需视患者体质情况而运用。

用法:共碾细末装胶囊,每粒0.5克,每日3次,每次3~5粒,饭后温水吞服,1~3个月为一疗程。

六、寿康养血丸

组成:生黄芪600克,当归100克,炒白术100克,白芍100克,生地100克,制首乌100克,广陈皮50克,仙鹤草100克,云茯苓100克,党参100克,桑葚100克,补骨脂50克。

功效:健脾补肾,资生气血。

主治:贫血。

方解:重用生黄芪为君,携党参、炒白术益气健脾,强壮气血生化之源;佐茯苓健脾祛湿,陈皮健脾理气,促进脾胃运化;生地、白芍、制首乌、桑葚补肝肾、益精血;合当归补血活血,促进骨髓造血功能;补骨脂温补脾肾,以阳中求阴;仙鹤草补虚损、防出血。全方共奏先后天同补、精气血互生之效。

用法:每次10克,每日3次,温开水吞服,3个月为一疗程。

第二节
用药体会

方炜煌在屯溪寿康药号长大,目睹父亲和药工们整日炮制加工、收藏处置中药饮片和制作药膏、药粉,可以说习医始于对中药的好奇和喜爱。后又经历长期临证实践的摸索和经验积累,对药物的使用和配伍有了些

许体会。根据他日常带教中的传授,和我们对部分处方的分析,总结其用药具有精专、轻灵及以下特点:

(1)重视后天之本的维护,所开处方中多有健脾和胃之品,喜用党参、太子参、炒白术之类。他常言:皖南地区多雨潮湿,需谨防湿困脾胃。临证用药多用怀山药、茯苓等健脾利湿以助运化;若湿滞胃脘,胀满显著,则加陈皮健脾理气祛湿;若湿聚成痰,恶心欲呕、食欲不振等,再加姜半夏等以燥湿化痰、和胃降逆;若痰湿阻滞气机,症见胃脘胀痛、呃逆嗳气等,则加木香、砂仁等理气化湿。

(2)脾胃病多见寒热错杂之症,常用黄连伍吴茱萸,黄连苦寒清热、燥湿坚阴,吴茱萸温中散寒、下气止痛、降逆止呕、开郁散结,二药合用辛开苦降,主治寒热错杂诸症,有清肝和胃制酸之效。他注重黄连与吴茱萸的配伍剂量,认为应根据寒热轻重程度而变化,热盛者多用黄连少佐吴茱萸,寒甚者则反之,他运用吴茱萸用量多在1~3克,黄连用量多在3~6克。

(3)滋补药的运用和用量要视脾胃功能状况而定,用量超出脾胃运化能力时,可加重患者脘腹痞胀、纳呆或大便溏薄等症状,甚至导致痰湿内生、郁而化火变生他疾。为避免补益药使用中出现这类问题,方炜煌通常喜用既能补气又能行气的药,如川芎,或在补气药中少佐砂仁、陈皮、枳壳之类健脾行气药;喜用既能补血又能活血的药如当归、鸡血藤、益母草、丹参、三七之类,或在补血药中佐活血药如桃仁、红花之品;喜用养阴而不滋腻之品,如生地黄、沙参、山萸肉、桑寄生等,在必须使用熟地、制龟甲、龟甲胶之类滋腻药物时,须加大理气健脾药伍之,力求做到补而不滞、补而不腻。

(4)常用理气通腑药物。如在肺炎、肺脓疡、慢性支气管炎等病症见咳、痰、喘时宜采用宣肺化痰、通腑泻热的方法,常用大黄、全瓜蒌、杏仁、炒枳壳等清热化痰、理气通便中药,助力肺气肃降;体现了上病下治、脏病通腑之意。

(5)基于药物归经理论,运用脏腑定位药物。如心系疾病常用百合、柏子仁、茯神、龙眼肉、龙骨、淡竹叶、珍珠等,肝系疾病常用柴胡、川楝子、香橼皮、白芍、枸杞子、黄精、当归、茵陈、菊花等,脾系疾病常用太子参、党参、白术、茯苓、山药、薏苡仁等,胃系疾病常用黄连、木香、石斛、白豆蔻、砂仁、神曲、枳壳等,肺系疾病常用桔梗、黄芩、瓜蒌、桑白皮、杏仁、紫菀、浙贝、款冬等,肾系疾病常用熟地、山萸肉、何首乌、杜仲、巴戟天、肉苁蓉等。

　　(6)常用具有"通"效的药物。如具有活血通络作用的三七粉、川芎、丹参、红花、桃仁,具有搜剔通络作用的水蛭、土鳖虫、地龙,具有散结通络作用的鳖甲、海藻、昆布,具有祛痰通络作用的瓜蒌、半夏、葶苈子、竹沥(常教山区患者自制鲜竹沥),具有除湿通络作用的独活、羌活、白芷、秦艽、威灵仙、桑枝,具有祛风通络作用的全蝎、蜈蚣、蝉蜕、僵蚕、天麻、钩藤等。

　　方炜煌认为山萸肉、熟地同为滋补肝肾之圣品,但山萸肉补肝作用最强,既能补肝气还能滋肝阴、养肝血,实为补肝精;熟地则补肾精更胜一筹。牡丹皮既能活血又能凉血,具有"凉血不留瘀,活血不动血"之特性。黄连既能入心经泻心火,又能入胃经、胆经、大肠经,具有清泄胃肠积热、清利肝胆湿热的作用;黄连苦寒,少量使用还可坚阴;临证常以经方香连丸、交泰丸、黄连温胆汤、黄连解毒汤等为基础,化裁治疗高热神昏、心烦不寐、健忘、湿疮、湿疹、消渴等病证。为避免黄连苦寒伤胃、燥热伤阴的副作用,他控制用量在3～6克,并采用对药、角药的形式,如与白芍、阿胶等养阴之药,与干姜、法半夏、吴茱萸等温性药物联合运用。

第三节
对药、角药的运用

　　对药、角药是临床中有效的中药配伍方式。对药又称药对,是中医临床常用的相对固定的两种药物的配伍组合,是中药配伍应用中的基本形式,具有组成结构简单、配伍取效明确等优势[19];《神农本草经》提出在药物组合使用中有"单行、相须、相使、相畏、相恶、相反、相杀"七种情况,称之为"七情和合",是对药配伍的依据和对药组合的法则。角药是由三味药物组成,相互之间存在相须相畏、相反相成、协同相辅这三类关系中的两种[20],如三足鼎立,互为犄角。在治疗过程中,合理运用对药、角药不仅可以增加治疗效果,还可在一定程度上拓宽药物治疗范围,降低毒副作用。纵观方炜煌几十年来的处方,其遣方用药中运用对药、角药的情况较多,初步汇总如下:

一、相反相成的对药

相反相成的对药是根据"七情和合"中的"相畏""相恶"理论,由两种性味相反的药物组成,如寒与热、补与泻、散与敛、升与降等,同用之后达到相反相成的目的,以制约或降低另一药物的毒性或副作用,防止峻猛药物或寒凉药物克伐胃气,或两药配伍后,产生新的作用,以适应阴阳失调、寒热错杂、虚实兼见、升降不和的病证。

(1)黄芪配知母:一温一寒,温补凉润,有益气养阴、滋阴清热、升阳之妙用。

(2)山药配薏苡仁:一补一渗,健脾利湿,滋阴固下。

(3)柴胡配白芍:一散一敛,疏肝行气,柔肝敛阴。

(4)麻黄配杏仁:一宣一降,一刚一柔,互制其偏,平喘止咳。

(5)乌贼骨配浙贝:一敛一清、一寒一热,和胃制酸止痛。

(6)白芍配甘草:一酸一甘,酸甘化阴,养血柔肝,缓急止痛。

(7)党参配威灵仙:一补一通,补而不滞,通而不伤。

(8)黄连配肉桂:一阴一阳,交通心肾。

(9)黄连配吴茱萸:一寒一热,泻火而不凉遏,温通而不助热,共奏清泻肝火、降逆止呕、制酸止痛之效。

(10)阿胶配黄连:一升一降,沟通心肾,安神助眠。

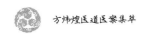
（11）枳壳配桔梗：一升一降，能通达运转全身之气机。

（12）葛根配半夏：葛根升清阳之气，半夏下逆气，升降相调，具有升清降浊之功。

（13）白术配枳实：白术补气健脾，枳实破气消痞、化痰消积，一攻一补，相制相成，使补而不滞，泻而不伤。

（14）半夏配夏枯草：半夏燥湿化痰、降逆和胃，夏枯草清肝火、散郁结。二药伍用，苦辛并用，寒温互济，阴阳相交，安志助眠。

（15）丹参配白芍：丹参活血主动，白芍养阴主静，动静结合，共奏养血活血、益阴助眠之功。

二、相辅相成的对药

通过功能相似的两种药物联合运用，互相辅佐，产生协同作用，以增强单味药的药力，属"七情和合"理论中的"相须"范畴。常用的有：

（1）人参配黄芪：人参补气兼能养阴，守而不走；黄芪补气兼能扶阳，走而不守。相配使用补气之力更加强劲。

（2）黄芪配升麻：黄芪补气升阳；升麻升阳举陷。合用则补气升提之力大增。

（3）藿香配佩兰：藿香芳香化浊、开胃止呕、发表解暑，给湿邪以出路；佩兰芳香化湿、醒脾开胃、发表解暑。合用可提高芳香通窍、化湿和中的功效。

（4）钩藤配天麻：钩藤息风定惊、清热平肝，能调节肝的疏泄功能，使气机条达舒畅；天麻息风止痉、平抑肝阳、祛风通络，还可育肝阴、养肝血。两者合用能增强平肝潜阳之效。

（5）僵蚕配蝉蜕：僵蚕气味俱薄，善于平息内风；蝉蜕善走皮腠，偏于疏散外风。两者相伍为用具有更好的祛风止痒之效。

（6）全蝎配僵蚕：全蝎入络，搜剔窜透，长于止痉；僵蚕通络，疏散涤痰，尤能祛风。两者相互搭配，常用于面瘫、中风偏瘫等症。

(7)荆芥配防风:荆芥祛风解表、透疹止痒;防风祛风解表、胜湿止痛、祛风止痉。两者配伍并走于上,使发散风寒、祛风胜湿之力得到增强。

(8)乳香配没药:乳香偏入气分,擅于调气活血,止痛力强;没药偏入血分,长于散血去瘀、消肿定痛。两药合用气血并治,增强活血祛瘀之效。

(9)龙骨配牡蛎:龙骨入心经,擅于镇惊安神、收敛固脱;牡蛎入肝经,擅于益阴潜阳、敛汗涩精。两药合用,既增强了镇惊安神、平肝潜阳的功效,又能益阴固涩。

(10)知母配黄柏:知母滋阴降火、润燥滑肠;黄柏长于清热燥湿,能泻肾火、清湿热。两药合用,增强滋阴降火之功。

(11)桃仁配红花:桃仁破血行瘀、润燥滑肠;红花活血通经、去瘀止痛。两药合用,加强活血化瘀作用。

(12)金银花配连翘:两药同用,既能透热达表,又能清里热、解疮毒。

(13)白术配半夏:白术健脾补气;半夏辛温燥湿化痰。两药相伍,运利结合,使脾气健而水湿运。

(14)柴胡配黄芩:柴胡升清阳,和解表里,可泻半表半里之外邪;黄芩清热燥湿、泻火解毒,可泻半表半里之里邪。两药相伍,专治游走于半表半里之邪。

(15)桑叶配菊花:桑叶长于散风;菊花长于清热。两味配伍清轻上扬,共奏疏风清热、解毒退热之效。

(16)白鲜皮配地肤子:白鲜皮清热燥湿、祛风解毒;地肤子清热利湿、祛风止痒。两者协同可增强止痒功效。

(17)焦三仙配鸡内金:焦三仙可化谷、面、肉诸积;鸡内金生发胃气,健脾消食。两者合用可促脾开胃,增强食欲。

(18)南沙参配北沙参:北沙参侧重养阴润肺、益胃生津;南沙参侧重清肺润燥、清胃生津。两药伍用,清补兼施,相互促进。

(19)丹参伍川芎:丹参长于养血活血,去瘀生新,为血中之静品;川芎辛温香窜,上行头目,下行血海,善行血中之气,祛血中之风,走而不守,为血中气药,乃血中之动品。两者相伍,静中有动,活血而不破血,行气而不破气,使人体之血气运行通畅。

方炜煌常用的对药还有苏梗配枳壳宽胸顺气、黄连配半夏降逆止呕、黄连配竹茹治胃热呕吐、黄连配蒲公英治各类胃炎、徐长卿配延胡索治各种胃痛、金银花配菊花清利头目之火、薄荷配蝉蜕治外感风热及风疹、板蓝根配穿心莲主治咽喉疼痛、鱼腥草配黄芩清泄肺热、炙龟板配炙鳖甲滋阴补虚疗骨蒸劳热、当归配白芍补血养肝、杜仲配刀豆壳主治腰痛、炒黄芩配桔梗清肺热、木莲果配绿萼梅疏肝理气不伤阴、玄参配大贝母清痰核、海藻配昆布消结节、白花蛇舌草配半枝莲抗癌毒、山慈菇配猫爪草抗癌变、鹿角胶配熟地温补肾精、杜仲配补骨脂主治肾虚腰痛、蛤蚧配五味子主治肾虚气喘、桂枝配芍药调和营卫和阴阳等。

三、常用的角药

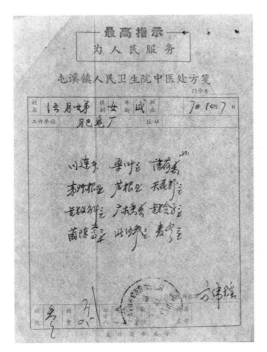

1970 年处方

(1)菟丝子、枸杞子、桑葚:菟丝子补肾益精、养肝明目;桑葚入血分,滋阴补血;枸杞子补肝肾之精血。三药联合运用,补而不腻,不温不燥,不论肾阴虚、肾阳虚皆可使用,是平补肝肾之佳品。

(2)焦山楂、焦麦芽、焦神曲:合称"焦三仙",其中山楂长于消肉食、健脾开胃、化浊降脂,又擅长活血化瘀,化瘀血而不伤新血;神曲擅长消面食,甘温健胃和中;焦麦芽擅长消食行气、健脾开胃。三药合用,可消各种饮食物之积,使气机升降有序,助力脾胃纳运。

(3)柴胡、枳实、白芍:柴胡芳香疏散,擅长疏泄肝气而开郁结,为治肝气郁结之要药；白芍养肝血，敛肝阴，柔肝止痛，平抑肝阳；枳实化痰浊以除积滞，破气结而通痞塞。三药合用，共奏疏肝理脾、调和气血之功。

（4）杏仁、白蔻仁、薏苡仁：杏仁宣利上焦肺气；白蔻仁芳香化湿、行气调中；生薏苡仁渗利下焦湿热。三仁协同作用，能宣上、畅中、渗下，畅通三焦气机，使湿热之邪从三焦分消，三焦一通，诸症自消。

（5）葛根、钩藤、夏枯草：葛根舒筋缓急，引药上行；钩藤清热平肝、息风止痉；夏枯草清肝泻火明目。三者合用，既能平肝疏肝，又能息风止痉，直取肝风内动症结所在。

（6）辛夷、苍耳子、白芷：三者性均温，有通鼻窍功效。三者合用，增强散外风而通鼻窍之力。

（7）丹皮、怀山药、泽泻：丹皮清泄虚热；泽泻利湿而泄浊；怀山药补益脾阴而固精。三药合用，具有补脾肾、清湿热的功效。

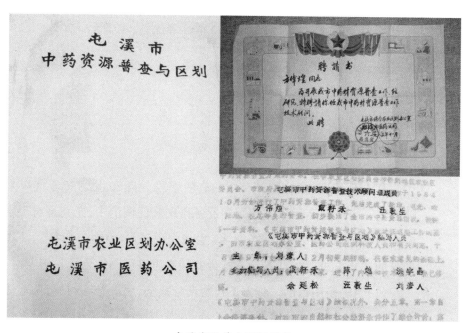

中药资源普查顾问聘书

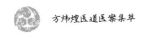

第九章 膏方的临床运用

　　膏方又名膏剂、膏滋方,是中药丸、散、膏、丹、酒、露、汤、锭八种剂型之一,有内服和外用两种形式,本文所述膏方均为内服膏方。秦伯未在《膏方大全》中曰:"膏方者,盖煎熬药汁成脂液,而所以营养五脏六腑之枯燥虚弱者也,故俗称膏滋药。"膏方既能滋润补益五脏六腑,又能缓攻祛邪治疗疾病,是扶正祛病、未病先防、既病防变的理想剂型,具有药性缓和、效力持久、便于携带、服用方便及口感好等优点,深受大众喜爱。

第一节
膏方的运用思路

　　膏方是调理体质、滋补身体的有效手段。自20世纪90年代以来,方炜煌将膏方广泛运用于体质调理及各科疾病的调治中,尤其是对手术后、癌症放化疗后、产后、大病后患者,主张先用汤剂治疗疾病,待病情稳定,即可使用膏方进一步调养。其施膏的基本思路可归纳为:

　　(1)明确使用目的。膏方不仅能治疗疾病,更能补虚纠偏,调理体质。在开膏方前,要明确服用者的需求,是侧重于治病,还是偏重于补虚、调理脾胃功能,或是备孕等,做到目的明确。

　　(2)采取"辨证＋辨质"的"双辨"方法,辨明疾病证型及患者体质类型,使膏方用药更为精准。

(3)观察舌苔和排便情况,判断脾胃功能状态。对脾胃功能低下、有实邪之人,应先给予1~2周的"开路方"调理。"开路方"的作用有三:一为祛邪实,为运用补益之剂扫清障碍;二为健脾助运,使补益之剂能更好地吸收;三为试探性用药,以了解患者对药物的反应。总而言之,是为膏方效应最大化创造条件。

(4)常言有形之精难以速生。服用膏方需要耐心,以少量、长期为原则,如花盆养花需勤施薄肥,建议有条件者每年冬季服用1~2剂。服用膏方期间,做好作息、饮食管理,适当运动,以增强膏方药效。

(5)正确的膏方服用方法不仅能提高吸收率,还能减少胃肠道不适反应。常规服用方法为晨起空腹和睡前一小时各服一次,若空腹服用出现胃肠不适者,可改在餐后半小时服用;服用剂量从少开始,逐渐增加,一周后达常规用量,一次一汤匙(约20克),以100~150毫升开水冲服。

(6)根据病情需要,一年四季均可服用膏方调理。冬季尤其是冬至前后,是服用膏方进补的最佳时间,此时服用膏方可扶助养气,滋生精血,抵御外邪。

(7)感冒、发热、传染病感染期间、慢性病急性发作期及肿瘤放化疗期间不宜服用膏方;服用膏方过程中若发生感冒、发热、腹泻等情况,应酌情停服或者减量;经期是否能继续服用,需咨询处方医师。

(8)服用膏方期间应注意忌口。避免进食辛辣、肥腻、生冷及有特殊刺激性的食物,忌食生萝卜,不宜喝浓茶、咖啡、可乐等。

第二节

组方原则:补、调、通、清

方炜煌认为膏方的药物组成不能全为补益药物,提出"补、调、通、清"

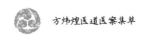

的组方原则,以达到药性平和、易于吸收、补益效果持久而稳定的目的。

"补、调、通、清"中的"补"指补益药,是膏方的主体药物,为君药,具有益气血、调阴阳、补脏腑、扶正补虚的作用,以改善体质、提高机体抗邪及自我修复能力。"调"为调理脾胃药物,属臣药,以增强服用者的运化能力,有利于补药的吸收,提高补益效率。"通"为佐药,具有多方面的作用,如佐砂仁、陈皮之类药以健脾祛湿;佐佛手、枳壳等通调气机;佐少量苍术、白芷等辛香走窜之品以运脾醒脾,保持气机和腑气的通畅;佐焦三仙、山楂、鸡内金等消食化积;在补气药中佐行气之品,补血药中佐活血之品,做到补而不滞,补而不腻,促进气血流通。"清"专为补益药易上火、易恋邪而设,常用金银花(脾胃虚弱者用炒金银花)、蒲公英等清热之品平其亢厉,用车前子、泽泻、淡竹叶等清利湿热,为整个方子的补益作用保驾护航。

方炜煌所开膏方均采用"辨证+辨质"思路处方,以"一人一方,一人一料"私人定制形式,按传统工艺、流程制作,包含处方、配料、浸泡、煎药、浓缩、收膏、凉膏、检验等步骤。用阿胶、龟甲胶、鹿角胶等血肉有情之品收膏,其中阿胶味甘性温质润,功善补血滋阴,为补血之要药;龟甲胶味甘性寒,功善滋阴潜阳,滋养阴血,兼能祛瘀生新;鹿角胶味甘性温,能壮元阳、补气血、生精髓、暖筋骨。三者相配以燮理阴阳,各自用量按辨证、辨质情况配比,一般情况下阿胶、龟甲胶、鹿角胶份量比例为4:2:1,偏阳虚者为4:2:2,偏阴虚者为4:3:1。

膏方具有"补中寓治,治中寓补,补治结合"的效应,故补虚与祛邪药物常混合使用。在使用清热解毒药物时,要避免过用苦寒之品而伤胃,及苦寒药物对膏方口感的影响,他常选用金银花、忍冬藤、蒲公英、马齿苋等相对平和的药物,不用败酱草、鱼腥草等药味较重的药物,使成膏后的口感易于患者接受,并坚持服用。

第三节
自拟系列膏方

方炜煌运用膏方开展"辨质施养"的举措,是对新安医学"固本培元"理论及迪卿先生"时刻顾护正气"理论的继承和发扬,是开展"未病先防、欲病早治、已病防变、愈后防复"治养结合的有效措施。方炜煌根据几十年运用膏方的经验,提出"树衰要培土,人虚应养胃""养生如养花,当勤施薄肥"等观点,自拟以调补脾肾为核心的寿康系列养生膏,具体组方如下。

一、寿康培元固本膏

组成:生黄芪100克,太子参150克,炒白术100克,怀山药100克,茯苓100克,生地100克,山萸肉100克,桑葚50克,菟丝子50克,当归100克,川芎50克,制黄精50克,麦冬50克,枸杞子100克,白芍50克,炒枳壳50克,佛手50克,炙鸡内金50克,阿胶250克,龟甲胶150克,鹿角胶100克。

功效:健脾补肾,调理气血(阴阳)。

主治:各类虚证。

方解:方中生黄芪、太子参、炒白术、怀山药、茯苓益气健脾;黄芪用生而不用炙,取补而不滞、不碍胃之意;生地、山萸肉、桑葚、制黄精、菟丝子、麦冬、枸杞子、白芍补益肝肾之精;当归、川芎补血、行气、活血,补而不滞,促进气血流通;炒枳壳、佛手通调气机,防补益之品滋腻,阻碍气机运行;炙鸡内金助运化;炒白术配炒枳壳,一攻一补,相制相成,是常用的一组补气健脾、行气消滞对药;以阿胶、龟甲胶、鹿角胶收膏,阴阳双补。

加减:阴虚质者减菟丝子、鹿角胶,酌情选加炙远志、知母、淡竹叶、泽泻、湘莲子、酸枣仁、麦冬、五味子、百合等养阴清热安神之品;肝火偏旺

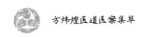

者,可加制首乌、甘菊等;偏阳虚质者,可加补骨脂、覆盆子、海马等;兼瘀血质者,可加山楂、丹参等。按体质类型调整阿胶、龟甲胶、鹿角胶用量。

制法及用法:浓煎3次,混合药汁,浓缩为清药汁,加入阿胶、龟甲胶、鹿角胶粉末,放黄酒100克,久蒸成膏。每次一汤勺,每日2次,早晚用开水冲服,1个月为一疗程。

二、寿康养血膏

组成:太子参100克,炒白术150克,怀山药50克,云茯苓50克,白芍50克,生地100克,山萸肉50克,炒杜仲50克,桑葚50克,龙眼肉50克,枸杞子50克,当归100克,川芎50克,红枣50克,仙鹤草50克,炒枳壳50克,佛手50克,三七粉30克,阿胶250克,龟板胶100克。

功效:健脾补肾,养血活血。

主治:各类贫血。

方解:方中太子参、炒白术、怀山药、茯苓益气健脾,使气血生化之源生生不息;生地、山萸肉、炒杜仲、桑葚、枸杞子、白芍补养肝肾,填精益髓;当归、川芎、三七粉补血活血、行气化瘀,促进新血生长;炒枳壳、佛手保障三焦气机通畅;仙鹤草又名脱力草,补虚止血,与阿胶相伍,预防血虚出血,如月经过多等情况;以阿胶、龟甲胶收膏,加强滋补阴血之功。

制法及用法:浓煎3次,混合药汁,浓缩为清药汁,加入阿胶、龟甲胶、鹿角胶粉末,放黄酒100克,久蒸成膏。每次一汤勺,每日2次,早晚用开水冲服,1个月为一疗程。

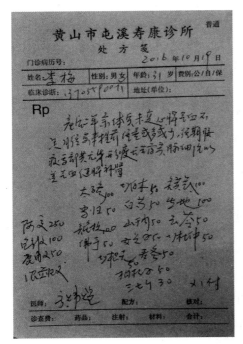

用膏方调理产后

第
十
章

自
我
疗
疾

　　纵观中医史料记载,自己给自己诊治疾病的名医很多,如东汉末年的皇甫谧42岁时患了风痹及耳聋之证,始攻读医学,钻研针灸,以身试针,探索人体的脉络与穴位,并学以致用,自我诊治,"百日"而愈,后撰《针灸甲乙经》,被后世称作"中医针灸学之祖";又如唐初著名医家孙思邈,幼时屡遭风寒侵袭,经常生病,耗尽家产,青年时有志于医,自我诊疗,不外出求医,在数十年的临床实践中,编著成《备急千金要方》和《千金翼方》被后世称为"药王"。方炜煌自习医以后,仿照先贤,自己和家人所患的疾病都由他诊治,屡获显效。典型病案如下:

　　案例一:自拟药方治愈肺结核伴空洞

　　20世纪60年代初,繁重的体力劳动加上严重的营养不良,导致体质下降,积劳成疾,得了"肺痨",即难治的浸润性肺结核。在迪卿先生的精心医治下痊愈。1963年跟师学习期间,又因起早贪黑地学习,过度劳累导致旧病复发,出现咳嗽、咯血症状,经胸片检查为"肺空洞"形成。自拟养阴清肺、宁络止血的方剂治疗。

　　鱼腥草30克,炒黄芩10克,生地10克,蒸百部10克,丹参10克,白及片10克,干藕节20克,瓜蒌皮10克,桔梗5克,炙马兜铃5克,白茅根10克,炒枳壳10克,侧柏炭10克,生甘草6克,连服15剂。

　　咳嗽减轻,痰血已止,再拟"白及粉猪㺾膏糯米粥"调理。

　　糯米粥一小碗,加一勺鲜猪油膏、白及粉10克,混合搅拌,热服,每日

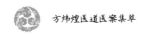

1次,连服1个月。

症状全部消失,多次胸片复查均显示空洞消失。六十余年来,此病未再复发。

【浅析】　20世纪60年代肺结核空洞属于难治性疾病,证情易反复,可演变成虚劳之证。通过自拟的养阴清肺、宁络止血方剂治疗和"白及粉猪豕膏糯米粥"调养,最终获得痊愈,六十余年未复发,证实其辨证准确,调养方法得当,疗效显著。纵观"白及粉猪豕膏糯米粥"药物组成,其中糯米补中益气、健脾养胃,增强体质;猪油养阴润燥、补肺止咳、通便解毒;白蜜清热解毒、润肺化痰、理气消滞;白及收敛止血养血、化瘀生肌,共奏固本培元、扶正祛邪之效。

案例二:针药并用自治面瘫

方炜煌,男,82岁。初诊:2021年3月29日

乘车外出回来时突发面瘫,左侧口角歪斜、鼻唇沟变浅,左眼闭合困难,苔黄腻质红,脉弦滑。血压150/70毫米汞柱,脑CT检查:未见明显出血灶。辨质为阴虚火旺加痰热之体质,外受风邪侵入,致面部气血痹阻。治则治其标,拟疏风泻火、清热化痰、解痉通络法,以防风通圣散合寿康牵正汤(自拟方)加减。

防风5克,荆芥5克,蝉蜕9克,连翘10克,桑叶10克,葛根10克,白芷10克,桔梗10克,炒黄芩10克,赤、白芍各10克,瓜蒌皮10克,石菖蒲15克,炒枳壳10克,僵虫10克,炒山栀10克,丹参10克,夜交藤20克,制大黄10克,当归15克。5剂。

推拿:通督畅焦术。

针灸:地仓、迎香、夹车透刺地仓、四白、太阳、翳风、合谷等,泻法。

二诊:2021年4月12日

口眼歪斜得到控制,但左眼闭合不全,喉间有痰,色黄质稠,舌苔厚腻,脉弦滑。证属痰热阻络,治拟清热化痰,祛风镇痉,佐以活血通络。

葛根10克,赤芍10克,竹茹6克,瓜蒌皮10克,桔梗5克,炒枳壳10

克，僵虫10克，生地10克，炒黄芩10克，白芷10克，蒲公英10克，连翘10克，丹参10克，炒地龙10克，蝉蜕6克，决明子10克。5剂。

继续针灸、推拿治疗。

三诊：2021年4月16日

口眼㖞斜减轻，咳痰减少，苔黄腻质红，脉弦滑。

葛根10克，赤芍10克，丹参10克，瓜蒌皮12克，白芷10克，竹茹6克，僵虫10克，桔梗5克，炒枳壳10克，丝瓜络10克，炒地龙10克，全蝎3克，炒黄芩10克，广郁金10克，麦冬10克，决明子10克。5剂。

继续针灸、推拿治疗。

3个疗程后，口眼㖞斜基本消失，后以养阴清热、活血通络之品继续调理。如期参加4月21日召开的首届"中国（黄山）新安医学发展大会"。

【浅析】阳明之脉荣于面。患者高龄为肝肾不足、阴虚火旺之体，素肺胃有热，痰热内盛，阳明经火旺，外出乘车吹风，外风引动内风，故突发面瘫，属内外合邪、虚实夹杂之证。急则治其标，首诊使用大剂量疏风泻火、清热化痰、解痉通络之品。方解：药用桑叶、防风、荆芥、蝉蜕、白芷疏风清热；连翘、炒山栀、炒黄芩泄火解毒；制大黄通腑泻热；瓜蒌皮、石菖蒲清热化痰；炒枳壳行气宽中、化痰消积；僵虫祛风解痉、化痰散结；赤芍、白芍合用清热凉血又养血敛阴、平抑肝阳，以防内风加重；夜交藤安神助眠；当归养血活血通络，改善局部循环；白芷、葛根、桔梗共同发挥引诸药上行之效，发力于病变部位。二诊加重清热化痰养阴力量，加用竹茹、决明子、生地、丹参；三诊加大活血通络效力，加用丝瓜络、炒地龙、全蝎等。

其子方敏在第一时间用通督畅焦术予以干预，针灸、推拿并用，扭转了气血瘀滞进程，使受损经络免除后续伤害，神经水肿快速消退；针灸治疗取地

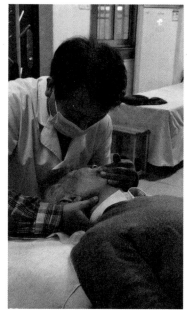

子方敏为其进行针灸、推拿治疗

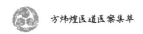

仓、迎香、颊车透刺地仓、四白、太阳、翳风、合谷等穴,具有祛风通络、调理气血之效。

方炜煌面瘫时虽已八十高龄,但因辨证准确,早期采用汤药联合针灸、推拿综合治疗,获效显著。

案例三:运用膏方调理体质

方炜煌每年冬季运用膏方调理体质,已坚持三十余年。现85岁高龄,面色红润,思路清晰,仍能胜任每周六个半天的门诊工作。此仅以2018年2月7日的膏方说明。

素晨起喉间有痰,色黄,夜卧欠安,口干,舌质红苔黄腻,脉细弦。属阴虚兼痰热质,予清热化痰,佐以养阴安神。

酸枣仁100克,全瓜蒌100克,桑葚子50克,丹参50克,北沙参50克,鱼腥草200克,桔梗50克,川百合50克,山萸肉50克,海浮石50克,茯神50克,麦冬50克,桑白皮50克,生地100克,炙远志50克,炒枳壳50克,龟甲胶350克。浓煎收胶。

【浅析】膏方是调理体质的不二选择。方炜煌素体阴虚,日日门诊,思虑过度,精血暗耗,再加抽烟较多,炼液成痰,痰热互结,内扰心神,故予清热化痰、养阴安神之品调治。药用生地、山萸肉、桑葚子、麦冬、北沙参养阴治本虚,以瓜蒌皮、鱼腥草、桔梗、桑白皮、海浮石清热化痰治标,酸枣仁、百合、茯神、炙远志清心安神,用丹参、炒枳壳调和气血,独以龟甲胶收膏,加强滋补阴血之功。

下篇

医道实践

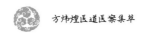
医案又称诊籍、病案、验案、个案、脉案、方案等,是医家综合运用中医理、法、方、药诊疗疾病的真实记录,反映了医家临床辨证、立法、处方用药的临床经验和思维过程,具有可靠的史料性[21];医案是中医专家临床案例的真实记录,蕴含着医家对疾病本质及特征的认识,蕴藏着医家的诊疗思路及相应的处方用药经验,能全面体现其学术思想,具有翔实的学术性。医案整理特别是对典型医案的分析、研究,不仅是学习、领悟名老中医临床思维的重要方法,也是凝练名老中医学术思想的重要途径。

方炜煌从医六十余载,勤于临证,重视医案记录,其医案字迹工整、语言简练、理法方药内容完备,有的医案还叙议结合,直接点明病机关键和用药出处,反映了其扎实的理论功底和独到的学术见解。本篇所选少数验案为本人整理,已在学术期刊上发表或参与学术会议交流,大部分医案则是其在带教过程中的讲解及学生、子女通过自我学习、领悟进行的解读。

方炜煌临证以来,尤其是在屯溪寿康诊所出诊以来,重视医案的存档。书写的医案均用复印纸一式两份,一份交由患者保管,一份由诊所存档,以方便患者查询和自我总结。几十年来存档医案数万份,有些数年甚或几十年的老患者,医案保留完整,对病情的诊治过程和疗效判断均具有较好的溯源性。这些宝贵的纸质医案,是方炜煌治病救人的鲜活展示,是学习、研究、挖掘其学术思想和经验的重要史料。

方炜煌学验俱富,精于脉诊,诊治病种范围广,长于杂病,其临证在中医“望闻问切”基础上还参考现代检查报告,反映了其“辨证+辨质+辨病”的诊疗思路,具有鲜明的时代特征。本篇收集医案按现代分科编排,以内科、外科、妇科、男科、小儿科、骨伤科、皮肤科及调理等为纲,以中医病证名或西医病名为目,处方随病分列,最大限度地保留医案的原始面貌和文字风格后加浅析或评述。

因时间和篇幅所限,仅对其2000年以来的62个病种的部分医案进行了整理,尚不能完整展示其临证所治病种及证候类型,寄希望于今后能采用传统研究与现代数据挖掘及人工智能技术相结合的方法,进一步扩大对其医案的研究规模和定量、定性分析,更精准、全面地总结。

第十一章

内科

感冒

中医认为,外邪侵袭人体,导致卫表不固、肺气失宣是引发感冒的病因病机。根据感邪性质,感冒有风寒、风热、暑湿等不同证型。方炜煌认为精神紧张、过度劳累、长期熬夜、缺乏运动、饮食不节等致体质下降是感冒的常见诱因,气虚体质及久坐、缺乏运动的人群多发,预防的关键是扶正固本,增强体质,加强卫外功能。

医案举隅

案例一 程某,女,61岁。初诊:2012年7月24日

盛夏感受暑风,邪犯卫表,致遍身酸痛,口苦,舌苔薄黄,脉细滑。古有"暑必夹湿"之说,治以清暑疏风,佐以祛湿。

香薷6克,川黄连5克,连翘10克,六一散(包)10克,藿香10克,竹叶10克,川厚朴5克,瓜蒌仁(打)10克,炒枳壳10克,薄荷(后下)5克,金银花10克,通草5克,杏仁(打)10克,前胡10克。3剂。

二诊:2012年7月27日

暑风稍退,身痛、口苦已弭,唯神疲,纳少,苔由黄转白,脉细。再以清暑化湿,健脾益胃治之。

川黄连5克,藿香10克,六一散(包)10克,瓜蒌皮10克,金银花10克,连翘10克,神曲10克,薏苡仁30克,炒枳壳10克,佩兰10克,川厚朴5克,

炙鸡内金6克。5剂。

案例二　吴某,女,86岁。初诊:2013年1月7日

高龄体弱,风热犯表,肺气失宣,夹痰郁阻,自感发热,体温37.3℃,咽痛,咳嗽不扬,舌苔薄黄,脉细滑。治以辛凉疏解,清热利咽。年高谨防外邪内陷。

桔梗5克,瓜蒌皮10克,杏仁(打)10克,板蓝根30克,鱼腥草30克,桑叶10克,大贝母10克,炒枳壳10克,炒黄芩10克,薄荷(后下)5克,蝉蜕5克,前胡10克,通草5克,炙马兜铃5克。7剂。

二诊:2013年1月14日

风热外达,感冒诸症减轻,鼻流黄涕,咳稠痰,舌苔薄黄,脉细。治拟清热化痰,佐以宣肺通窍。

辛夷花10克,瓜蒌皮10克,鱼腥草30克,桔梗5克,炒枳壳10克,桑叶10克,杏仁(打)10克,大贝母10克,海浮石10克,炙枇杷叶(包)10克,薄荷(后下)10克,炒黄芩10克,黛蛤散(包)10克,苍耳子10克。7剂。

案例三　张某,男,39岁。初诊:2013年3月29日

感受风邪,肺卫首当其冲,邪犯卫表,令全身酸痛,肺气失宣则咳嗽多痰,舌苔黄腻,脉细滑。治以清宣疏解,化痰止咳为要。

杏仁(打)10克,桔梗5克,瓜蒌皮10克,炒黄芩10克,鱼腥草20克,白前10克,大贝母10克,薄荷(后下)5克,炒枳壳10克,炙马兜铃5克,冬瓜子20克,炙枇杷叶(包)10克,茯苓10克,橘

外感病治疗经验总结

红10克。5剂。

二诊:2013年4月3日

上方服后,身痛、咳嗽大减,原方加减。继以清宣疏解。

杏仁(打)10克,桔梗5克,瓜蒌皮10克,炒黄芩10克,鱼腥草20克,白前10克,大贝母10克,炒枳壳10克,炙枇杷叶(包)10克,橘红10克,冬瓜子20克,荆芥5克,蒸百部10克,茯苓10克。5剂。

案例四　李某,女,48岁。初诊:2013年11月13日

风邪上受,卫外失宣,通降失司,症见鼻塞流清涕,咽喉干燥,舌苔薄黄,脉细滑。治以疏风清热,利咽通窍。

薄荷(后下)10克,桔梗5克,炒黄芩10克,辛夷花10克,防风5克,板蓝根20克,荆芥5克,金银花10克,连翘10克,桑叶10克,牛蒡子10克,玄参10克,苍耳子10克,通草5克,炒山栀10克。3剂。

二诊:2013年11月18日

药后鼻塞流涕减少,热灼津不上乘,咽中作痛。效不更方,原方出入。

薄荷(后下)10克,桔梗5克,炒黄芩10克,辛夷花10克,板蓝根20克,金银花10克,连翘10克,牛蒡子10克,玄参10克,苍耳子10克,防风5克,荆芥5克,炒山栀10克,鱼腥草20克。3剂。

案例五　庄某,男,51岁。初诊:2015年4月26日

素体气虚,肺卫不固,屡犯外感。日前劳作,再次受凉,又见鼻痒打喷嚏,流清涕,咳嗽有痰,胸闷,舌胖苔薄,脉细滑。治以益气固表,宣肺止咳,仿玉屏风散迭进。

生黄芪30克,炒白术10克,防风10克,茯苓10克,丹参12克,杏仁(打)10克,瓜蒌皮10克,辛夷花10克,姜半夏5克,炒黄芩10克,广陈皮10克,炒枳壳10克,麦冬10克,薏苡仁30克,玉竹10克。5剂。

二诊:2015年5月2日

上方服后,感冒、鼻炎未发作,口干咽燥,舌苔薄黄,脉细。治以益气固表,养阴利咽,并注重增强体质。

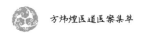

生黄芪30克,炒白术10克,防风6克,山萸肉10克,麦冬10克,熟地10克,玄参10克,石斛10克,炒黄芩10克,姜半夏5克,茯苓10克,辛夷花10克,玉竹10克,丹参10克,北沙参10克。5剂。

浅　析

方炜煌辨治感冒首重感邪性质和体质类型,重视全身证候表现。初期治疗重在解表,表证解除后,重在宣肺化痰疏通气道,通腑疏通肠道,表里同治,每每取得显效。疏风清热多用薄荷、桑叶、炒黄芩等;宣肺化痰擅用杏仁、前胡、大贝母、枇杷叶、瓜蒌皮等。他认为感冒咳痰常伴有细菌、病毒感染,故在辨证用药基础上,常加清热解毒之品,如金银花、板蓝根、鱼腥草等。遵《杂病源流犀烛·感冒源流》:"风邪袭人,不论何处感受,必内归于肺。"常用桔梗,既开宣肺气、祛痰排脓,还可作为引经药使用,载诸药上行直达病所;常用枳壳配桔梗宣肺化痰,理气宽中,外达病邪,内调气机;黄芩配鱼腥草以增强清肺热、消炎症之效;邪热较盛者,常用通草清热通利,使热邪从小便而解。

咳　嗽

有声无痰曰咳,无声有痰曰嗽,两者常同时出现,统称为咳嗽。临证所见分外感和内伤两大类。外感咳嗽是六淫之邪袭肺所致,内伤咳嗽则是脏腑功能失调,内邪干肺所致;两类咳嗽均以肺气升降失常为病机关键。外感咳嗽、内伤咳嗽可相互转化、同时并存,如外感咳嗽治疗不当,日久不愈,耗伤肺气,可进一步发展为内伤咳嗽;内伤咳嗽患者,由于脏腑损伤,营卫不固,易复感外邪,使咳嗽加剧。方炜煌治疗咳嗽主张以宣通为主,不宜过早使用滋润、收涩、镇咳之药,以免碍邪,不利于气机通畅;主张在宣肺降气、止咳化痰前提下,使用健脾之品,以减少痰液的生成。

医案举隅

案例一　毕某,女,59岁。初诊:2012年9月25日

肺肾阴虚,虚热内扰,喉痒干咳,痰少质稠,为时多日,舌苔薄黄,脉细数。治当以养阴退热,润肺止咳。

桔梗5克,瓜蒌皮10克,北沙参10克,天冬10克,白前10克,生甘草5克,炙紫菀10克,荆芥5克,蒸百部10克,生地10克,广陈皮3克,炒黄芩10克,大贝母10克,鱼腥草30克。5剂。

二诊:2012年9月29日

药后虚热渐退,余邪仍作,喉痒咳嗽。再进前方加减。

桔梗5克,桑叶10克,杏仁(打)10克,瓜蒌皮10克,蒸百部10克,白前10克,炒黄芩10克,炙紫菀10克,大贝母10克,麦冬10克,荆芥5克,生地10克,炙鸡内金5克。5剂。

三诊:2013年5月25日

素体阴亏,燥火生痰,停药7个月后,恙疾再作,症见时咳,痰稠不爽,舌苔薄黄,脉细数。治以润肺豁痰,佐以清热利咽。

桔梗5克,北沙参10克,瓜蒌皮10克,炙远志5克,川贝母(打粉)6克,云茯苓10克,苏梗5克,麦冬10克,姜半夏5克,炒枳壳10克,广陈皮10克,生地10克,玄参10克,冬瓜子10克。5剂。

案例二　程某,女,52岁。初诊:2013年6月23日

肺热内蕴,邪寇稽留,咳嗽月余,痰咳不畅,伴咽痛,舌苔薄黄且腻,脉细滑。治以清宣肺热,豁痰止咳。

桔梗5克,白前10克,瓜蒌皮10克,炒黄芩10克,鱼腥草30克,大贝母10克,橘红10克,蒸百部10克,姜半夏5克,茯苓10克,生甘草5克,炒枳壳10克,炙枇杷叶(包)10克,炙紫菀10克,杏仁(打)10克。5剂。

二诊:2013年7月1日

咳嗽已减,咽中略有干痛,舌苔薄黄,脉细数。再以养阴清肺,理气化

痰治之。

桔梗5克,北沙参10克,瓜蒌皮10克,大贝母10克,鱼腥草20克,炒枳壳10克,麦冬10克,橘红10克,姜半夏5克,白芍10克,生甘草5克,炒黄芩10克,木瓜10克,炙紫菀10克,炙枇杷叶(包)10克。7剂。

案例三 孙某,女,51岁。初诊:2013年7月21日

外感风热,肺气失宣,呛咳阵阵,痰出不利,舌苔薄黄,脉细滑。治以清肺泄热,化痰止咳。

桔梗5克,瓜蒌皮10克,杏仁(打)10克,炒黄芩10克,鱼腥草20克,生甘草5克,炙马兜铃5克,炙枇杷叶(包)10克,炒枳壳10克,白前10克,炙紫菀10克,大贝母10克。3剂。

二诊:2013年7月25日

药后咳嗽减轻,痰出不利。再以清热豁痰,宣肺止咳治之。

桔梗5克,白前10克,炒黄芩10克,炙紫菀10克,鱼腥草20克,瓜蒌皮10克,蒸百部10克,杏仁(打)10克,大贝母10克,生地5克,炙枇杷叶(包)10克,炙鸡内金5克,炙远志5克,玄参10克,冬瓜子10克,薄荷(后下)5克。5剂。

三诊:2013年7月29日

咳嗽已止,唯觉咽喉干燥,饮水不多,舌苔薄黄,脉细滑。治以宣肺止咳,佐以养阴利咽。

桔梗5克,瓜蒌皮10克,炒黄芩10克,北沙参10克,鱼腥草20克,麦冬10克,炙紫菀10克,大贝母10克,生甘草5克,玄参10克,炙鸡内金5克,炙枇杷叶(包)10克,白前10克,炙远志5克。5剂。

案例四 金某,女,56岁。初诊:2013年12月7日

支气管炎咳嗽两月余,伴胸痞,神疲,舌苔薄黄,脉细滑。治以清热肃肺,化痰止咳。

桔梗5克,白前10克,炙紫菀10克,炒黄芩10克,鱼腥草30克,瓜蒌皮10克,杏仁(打)10克,川贝母(打粉)6克,荆芥5克,广陈皮10克,生甘

草5克,忍冬藤10克,炙马兜铃5克,炙枇杷叶(包)10克,蒸百部10克。7剂。

二诊:2013年12月14日

上方服后,咳嗽减少,痰白,胸闷,舌苔薄白,脉细滑。治以宣肺止咳,理气化痰。

桔梗5克,白前10克,炙紫菀10克,荆芥5克,广陈皮10克,鱼腥草20克,杏仁(打)10克,苏梗5克,瓜蒌皮10克,蒸百部10克,大贝母10克,生甘草5克,炒黄芩10克,佛耳草10克,炒枳壳10克。7剂。

案例五 洪某,女,57岁。初诊:2014年9月4日

热灼痰阻,肺失清肃,咳嗽频作,两旬未减,舌苔薄黄,脉细滑。治以清热肃肺,化痰止咳。

杏仁(打)10克,桔梗5克,瓜蒌皮10克,鱼腥草30克,白前10克,炙紫菀10克,炒黄芩10克,生甘草5克,大贝母10克,炙枇杷叶(包)10克,炒枳壳10克,炙马兜铃5克,蒸百部10克,麦冬10克。5剂。

二诊:2014年9月17日

咳嗽减轻,神疲气短,下肢酸软乏力,舌苔薄黄,脉细。血检:红细胞、白细胞减少。治以益气补血,调理体质,佐以清肺止咳。

炙黄芪10克,炒白术10克,茯苓10克,当归10克,川芎5克,熟地10克,太子参10克,山萸肉10克,白芍10克,山药10克,炒枳壳10克,枸杞子10克,麦冬10克,大贝母10克。7剂。

案例六 程某,女,25岁。初诊:2015年12月31日

肝火犯肺,肺失清肃,咳嗽痰多,舌红苔薄黄,脉细滑。治以清肝泻肺,佐以止咳化痰。

桔梗5克,炒黄芩10克,大贝母10克,茯苓10克,南沙参10克,姜半夏5克,竹茹5克,黛蛤散(包)10克,麦冬10克,炒枳壳10克,广陈皮10克,白前10克,瓜蒌皮10克,鱼腥草30克。5剂。

二诊:2016年1月7日

上方服后,咳痰好转。再以原方出入,祛痰为重。

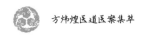

桔梗 5 克,炒黄芩 10 克,姜半夏 5 克,白前 10 克,瓜蒌皮 10 克,茯苓 10 克,橘红 10 克,鱼腥草 30 克,大贝母 10 克,炙枇杷叶(包)10 克,南沙参 10 克,炒枳壳 10 克,黛蛤散(包)10 克,冬瓜子 10 克。5 剂。

浅　析

方炜煌以新安名医程国彭止嗽散为基础,视证候灵活迭进药味,治疗咳嗽皆收到较好的效果。

他认为咳嗽与肺、脾、肝关系最为密切,实证治疗多用宣肺止咳、健脾化痰、清肝火泻肺热之品,虚证则注重益气养阴、扶正固本;止嗽散不限于外感、内伤咳嗽,但见咳而咽痒、咳痰不爽便可对证使用。常取紫菀、百部、白前止咳化痰,桔梗、陈皮宣肺理气,生甘草清热解毒、祛痰止咳、调和诸药,共奏宣肺化痰止咳之功;重视桔梗在治疗中的运用,形成了桔梗配炒枳壳,升降相应,疏通全身上下气机;桔梗配南北沙参、桔梗配麦冬等治阴虚咳嗽;桔梗配杏仁、大贝母、前胡、炙枇杷叶、炙马兜铃等,增强清肺化痰止咳效果;桔梗配荆芥、薄荷、连翘等增强疏风解表作用;桔梗配黄芩、鱼腥草等主治肺热咳嗽。对痰湿重的患者,常配二陈汤增强燥湿化痰之力;众药又皆依桔梗之上浮特性升载,利于药性的发挥,常用剂量多为5克。

喘　证

喘证是以呼吸急促,甚至张口抬肩、鼻翼扇动、不能平卧等为特征的一种病证。《景岳全书·喘促》中指出:"气喘之病,最为危候,治失其要,鲜不误人,欲辨之者,亦惟二证而已。所谓二证者,一曰实喘,一曰虚喘也。"因此,喘证以辨虚实最为要紧,勿犯虚虚实实之戒,以致病情恶化。

实喘多为外邪、痰浊及肝郁气逆等壅阻肺气,虚喘则为精气不足、肺肾出纳失常所致;其病变部位主要在肺、肾,与肝、脾关系密切。《临证指南医案·喘》中提出:"在肺为实,在肾为虚。"然临床所见多本虚标实、虚实夹杂。治疗时,当先分虚实,继辨病变脏腑,以溯源求本,抓住喘证本质。急性期治疗当急则治其标,以祛邪为主,但终究属本虚标实之证,使用祛邪之品应中病即止;缓解期以扶正为主,脾胃为气机升降之枢,故补脾最为重要;做到祛邪以扶正、祛邪不伤正;注意保持上、中、下三焦气机的通畅。

医案举隅

案例一　王某,女,57岁。初诊:2013年10月11日

患哮喘六七年,近期发作住院,今日出院寻求中医治疗。仍见喘咳,痰多黄稠,胸闷,脘腹胀气,大便难解,舌苔薄白,脉细滑。治以宣肺祛痰,行气平喘。

炙麻黄5克,杏仁(打)10克,炒黄芩10克,川厚朴9克,炒枳壳10克,瓜蒌仁(打)10克,桑白皮10克,川贝母(打粉)6克,鱼腥草20克,丹参10克,炙苏子10克,白前10克,炙马兜铃5克,桔梗5克,怀山药10克,茯苓10克。10剂。

二诊:2013年10月23日

咳喘减轻,但仍有肺热气滞,上实下满,脏腑同累,故气喘作,脘腹胀,大便难解。再以清热肃肺,行气通便,可谓揭盖提壶以待。

炙麻黄5克,杏仁(打)10克,炒黄芩10克,川厚朴9克,炒枳壳10克,瓜蒌仁(打)10克,鱼腥草30克,川贝母(打粉)6克,炙苏子10克,白前10克,桑白皮10克,广陈皮10克,乌药10克,沉香曲10克,丹参10克,炙款冬10克。7剂。

案例二　江某,女,75岁。初诊:2013年12月30日

素患支气管炎,咳嗽、气喘为时已久,伴心慌、鼻塞、喉痒,舌苔黄腻,脉滑数。治以宣肺化痰,止咳平喘。

炙麻黄5克,杏仁(打)10克,桔梗5克,瓜蒌皮10克,炒黄芩10克,鱼腥草30克,白前10克,炙紫菀10克,蒸百部10克,炙枇杷叶(包)10克,大贝母10克,麦冬10克,姜半夏5克,炙马兜铃5克,炒枳壳10克,冬瓜子10

克。5剂。

二诊：2014年1月4日

咳嗽、气喘稍减。治以宣肺止咳，健脾化痰。

桔梗5克，白前10克，炙紫菀10克，鱼腥草30克，炒黄芩10克，蒸百部10克，茯苓10克，广陈皮10克，姜半夏5克，炒白术10克，杏仁（打）10克，炒枳壳10克，桑叶10克，炙马兜铃5克，大贝母10克，炙枇杷叶（包）10克。5剂。

案例三　宋某，男，73岁。初诊：2015年5月16日

肺炎之后，肺肾阴虚，痰热未清，唯喉中痰黏，动则气喘，神疲乏力，舌红少苔，脉细。治以益气养阴，佐以清肺化痰平喘。

西洋参片3克，南、北沙参各10克，山萸肉10克，鱼腥草30克，桔梗5克，黛蛤散（包）10克，麦冬10克，五味子10克，瓜蒌皮10克，炒黄芩10克，丹参10克，怀山药10克，熟地10克，炒枳壳10克。7剂。

二诊：2015年5月22日

上方服后，精神好转，气喘减轻，唯咳嗽时作，少痰，大便偏结，舌红少苔，脉细。治以润肺补肾，佐以清热润肠。

西洋参片3克，南、北沙参各10克，瓜蒌仁（打）10克，桔梗5克，熟地10克，麦冬10克，川百合10克，五味子10克，丹参10克，炒枳壳10克，鱼腥草30克，山萸肉10克，炙远志5克，杏仁（打）10克。7剂。

浅　析

《黄帝内经》病机十九条有云："诸气膹郁，皆属于肺。"肺属金，金性肃降，故肺气肃降则气道通畅，肺失肃降则呼吸气促而喘。方炜煌认为本病病机"专主于痰"，痰气交阻，闭塞气道，肺失肃降之职而成；治以清肺化痰平喘为主，常用具有宣降作用的对药，如麻黄与杏仁、前胡与炙苏子、桔梗与枳壳等，皆为一宣一降搭配，具有双相调节作用，较单一用药更胜一筹。

常用大贝母配鱼腥草、炒枳壳配瓜蒌皮增强理气化痰之效；若大便干

结,则瓜蒌皮、瓜蒌仁并用;常用炙马兜铃、炙款冬清肺降气,止咳化痰;咳喘日久,肺脾肾不足者,常用乌药、紫石英等温补肺肾、纳气平喘;用陈皮、怀山药、沉香曲等健脾和胃,疏理中焦气机;用五味子上敛肺气,下纳肾气。

肺 痨

肺痨相当于西医的肺结核,是由结核分枝杆菌感染引起的,具有传染性的慢性消耗性疾病,临证多见咳嗽、咯血、潮热、盗汗及身体逐渐消瘦等症,病机关键为"正气虚弱、感染痨虫";初起病变部位在肺,多见肺阴亏损、气阴不足之证,在病变发展过程中,易致虚实夹杂之证,并累及脾肾;治疗以"抗痨杀虫、补虚培元"为法则。

医案举隅

案例一 郑某,男,53岁。初诊:2013年3月30日

西医诊断为肺结核空洞,急求中医协助治疗。恙久阴虚肺火内炽,虚火灼津,咳脓痰,带少量血丝,喉痒,口干,午后面部上火,舌苔薄黄,脉细数。治先以豁痰止咳,清络保肺。冀咳止以减少肺络损伤。

南、北沙参各10克,桔梗5克,炒黄芩10克,瓜蒌皮10克,丹参10克,蒸百部10克,白及10克,鱼腥草30克,麦冬10克,山萸肉10克,玄参10克,生地10克,云茯苓10克,白芍10克,川百合10克。15剂。

二诊:2013年4月15日

药后咳痰减少,痰中无血丝,喉痒、口干较轻,舌苔薄黄,脉细。再以养阴清肺,化痰止咳治之。

北沙参10克,瓜蒌皮10克,鱼腥草20克,蒸百部10克,炒黄芩10克,麦冬10克,生地10克,泽泻10克,白芍10克,丹参10克,山萸肉10克,炙龟板(先煎)10克。15剂。

三诊:2013年5月2日

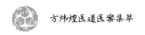

肺肾阴亏,治以养阴润肺清虚火。

北沙参10克,瓜蒌皮10克,丹参10克,鱼腥草30克,山萸肉10克,生地10克,川百合10克,炙龟板10克,天、麦冬各10克,白及10克,玄参10克,桔梗5克,白芍10克,天花粉10克,知母5克,蒸百部10克。30剂。

四诊:2013年6月8日

服用养阴清肺、滋肾生津之剂,以改善肺肾阴亏,恢复肺之清肃功能,使诸症得以好转,依舌苔薄黄,脉细弦,再以滋阴清肺治之。

桔梗5克,丹参10克,瓜蒌皮10克,鱼腥草30克,炙龟板(先煎)10克,炒黄芩10克,山萸肉10克,北沙参10克,蒸百部10克,玄参10克,麦冬10克,生地10克,泽泻10克,天花粉10克。15剂。

案例二　王某,男,61岁。初诊:2014年6月13日

肺结核空洞,已住院一月余。现痰中带血,大便干燥,纳食不佳,伴左侧肩周炎,夜间痛甚,苔薄黄,脉细弦。治以清肺宁络,化痰止血。

生地20克,白及10克,藕节炭20克,炒黄芩12克,炒山栀10克,瓜蒌仁(打)12克,炒枳壳10克,玄参10克,丹皮10克,侧柏炭10克,三七粉(分吞)6克,地骨皮10克,白茅根10克,白芍10克,知母10克,川贝母(打粉)5克。10剂。

二诊:2014年6月29日

上方服后,咯血减少,大便不实,纳食不旺。继以培土生金法,佐以清肺固络止血。

川百合10克,山药10克,炒扁豆10克,茯苓10克,焦三仙各10克,炒黄芩10克,白及10克,藕节炭10克,侧柏炭10克,三七粉(分吞)6克,白芍10克,川贝母(打粉)6克,白茅根10克,炒山栀10克,炒谷芽10克。10剂。

浅　析

脾为肺之母。肺痨日久,子盗母气,脾气亏虚,根据"虚则补其母"之说,健脾气以培土生金。方炜煌认为健脾养肺法应贯穿于肺痨治疗的全

过程,使用健脾药还可缓解抗结核杆菌药物所致的胃肠道反应。他指出止咳能减少肺络损伤,是止血的关键;而"痰液黏稠,咳痰不利"是咳嗽不易缓解的重要原因,故治疗肺痨病应重视化痰止咳药的运用。临证处方常选用百部、白及、黄连、炒黄芩等清肺杀虫止咳;痰少而黏、粘连成丝,可加川贝母、杏仁以清热润肺化痰;痰黄稠黏、咳吐不爽者,加用海蛤壳、金荞麦根、鱼腥草、瓜蒌等清热解毒、化痰排脓;选用侧柏炭、白茅根、藕节炭等凉血止血;选用沙参、玄参、生地、山萸肉、麦冬、茯苓、百合等养阴保肺,健脾益肾,培元固本;酌情选用三七、丹参、白及等活血通络之品,祛瘀生新,促使肺结核钙化和空洞闭合。

咯　血

　　咯血是肺系疾病中的常见病证,其血由肺或气管而来,经口而出,表现为痰中带血,甚或满口鲜红。中医认为,肺为清虚之脏,易受外邪侵袭,或燥热之邪乘肺,或痰湿阻肺,日久化热;或肝郁化火,木火刑金;或久咳伤肾,致使相火妄动,诸种病因皆致火热之邪上干于肺,灼伤肺络,血溢脉外而成咯血之证。证情严重者需采取中西医联合救治。

医案举隅

　　案例　余某,女,40岁。初诊:2017年11月8日

　　肺结核已钙化,现支气管感染伴扩张,咳嗽,痰多带血,时发气喘,情绪易激动,舌苔薄黄,脉细滑。治以清肺化痰,宁络止血,佐以泻肝火。

　　桑叶10克,瓜蒌皮10克,炒黄芩10克,侧柏炭10克,北沙参10克,生地10克,玄参10克,桔梗5克,藕节炭10克,黛蛤散(包)10克,大贝母10克,炒枳壳10克,炒山栀10克,丹皮5克。7剂。

　　二诊:2017年11月15日

　　时咳,痰中带血,口干舌燥,伴气喘,神疲乏力,舌苔薄黄,脉细滑。治

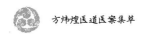

方炜煌医道医案集萃   104

以养阴润肺，清化痰热。

桑叶10克，瓜蒌皮10克，鱼腥草30克，炒黄芩10克，侧柏炭10克，桔梗5克，藕节炭10克，炒枳壳10克，生地10克，川百合10克，北沙参10克，大贝母10克，玄参10克，黛蛤散(包)10克，杏仁(打)10克。7剂。

三诊：2017年11月22日

药后咳嗽已平，痰血已止，口干舌燥，气喘尚作。治以宣肺定喘。

炙麻黄5克，瓜蒌皮10克，炒黄芩10克，鱼腥草30克，桑白皮10克，桔梗5克，杏仁(打)10克，南、北沙参各10克，炒枳壳10克，川贝母(打粉)6克，炙款冬10克，麦冬10克，白前10克，藕节炭10克，黛蛤散(包)10克，生甘草5克。7剂。

四诊：2017年11月27日

痰血未作，气喘减轻，口舌干燥，脉细数。治以养阴清肺，培土生金。

南、北沙参各10克，瓜蒌皮10克，炒黄芩10克，鱼腥草30克，桔梗5克，麦冬10克，怀山药10克，炒白术10克，生地10克，玄参10克，川贝母(打粉)5克，炒枳壳10克，桑白皮10克，炙款冬10克，生甘草5克。5剂。

五诊：2017年12月4日

经服中药咳喘减轻，痰血未发，现口干舌燥，脉细数。以养阴润肺、健脾补肾调理。

生地10克，川百合10克，瓜蒌皮10克，炒黄芩10克，川贝母(打粉)6克，桔梗5克，鱼腥草30克，杏仁(打)10克，麦冬10克，桑白皮10克，生甘草5克，炒白术10克，怀山药10克，山萸肉10克，炙款冬10克，白前10克，干藕节10克。7剂。

浅　析

秋季燥邪最易伤肺。本例支气管扩张伴感染患者秋季复发，咳嗽、痰多夹血，经近一个月清肺化痰、宁络止血及养阴润肺、清化痰热两个阶段的治疗，收效甚好。刘完素在《三消论》中曰："肺本清，虚则温。"肺为娇脏,易受火热阳邪侵袭而津伤气耗,当肺脏虚损时,亦易生热化燥,出现"温、热"之病理变化,故以清法为基础疗法,根据患者证型不同及所处病证的不同阶段,分别予以清降、清化、清润、清补等法。本例患者初诊时咳嗽,痰多带血,时发气喘,一诊、二诊、三诊为治疗的第一阶级,予以清肺化痰,宁络止血,方中黛蛤散、炒枳壳清降肺气,黄芩、炒山栀、瓜蒌皮、大贝母清热化痰,生地、北沙参、桑叶、玄参养阴清肺润燥,藕节炭、侧柏炭凉血止血,桔梗化痰排痰,引诸药入肺,增强靶向治疗作用。四诊、五诊为治疗的第二阶段,加重养阴润肺用药,予以清补、清润之剂,如川百合、生地、杏仁、麦冬、桑白皮等,再予培土生金、补益肺肾之品。纵观整个治疗过程,以清泄肺热为要,化痰降气,养阴润燥,标本兼顾。

痫　证

痫证又名"癫痫"或"羊痫风",属西医"癫痫"范畴。其特征为发作性精神恍惚,甚则突然仆倒,昏不知人,口吐涎沫,两目上视,四肢抽搐,或口中如作猪羊叫声,移时苏醒。方炜煌认为其发病无论是先天因素还是后天因素,多为痰浊蒙闭心窍、窜走经络,气机逆乱是痫证发作的直接因素。

医案举隅

案例一　吴某,男,26岁。初诊:2013年3月7日

有癫痫病史,目前偶尔小发作,症见精神欠佳,舌质红,脉细滑。为心脾二亏,痰湿阻络之证,治以健脾养心,佐化痰息风。

太子参10克,炒白术10克,云茯苓10克,炙远志5克,陈胆星10克,姜半夏5克,橘红10克,丹参10克,全蝎5克,僵虫10克,川贝母(打粉)5克,蜈蚣1条,炒枳壳10克,广郁金10克,制首乌10克。7剂。

二诊:2013年3月15日

癫痫仍有发作,加大通络息风,化痰镇痉之效力。

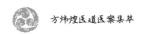

太子参10克,炒白术10克,云茯苓10克,丹参10克,全蝎5克,僵虫10克,炙远志5克,青礞石(先煎)20克,制大黄10克,川贝母(打粉)5克,橘红10克,广郁金10克,姜半夏5克,白蒺藜10克,陈胆星10克。7剂。

三诊:2013年3月25日

癫痫发作减少亦减轻,继以健脾化痰息风为治。

太子参10克,炒白术10克,姜半夏5克,云茯苓10克,青礞石10克,全蝎5克,僵虫10克,陈胆星10克,白蒺藜10克,川贝母(打粉)5克,炙远志5克,橘红10克,丹参10克,炒枳壳10克,焦三仙各10克。7剂。

案例二　刘某,男,52岁。初诊:2017年3月14日

去年车祸,头部受伤,癫痫发作多次,舌苔薄黄,脉细滑。治以豁痰开窍,佐以息风。

全蝎4克,僵虫10克,广郁金10克,青礞石20克,制大黄10克,丹参10克,炙远志5克,石菖蒲5克,川贝母(打粉)5克,炒黄芩10克,天竺黄10克,天麻片(先煎)10克,云茯苓10克,姜半夏5克,生山楂20克。10剂。

二诊:2017年3月24日

服药期间癫痫未发,皮肤疹块作痒,头部掣痛,伴有脂肪肝,舌苔薄黄,脉细弦滑,血压130/90毫米汞柱。治以豁痰清热,通窍息风。

川黄连5克,青礞石20克,制大黄10克,广郁金10克,朱茯神10克,炙远志5克,川贝母(打粉)6克,天麻片(先煎)10克,丹参12克,生山楂20克,水牛角片10克,石菖蒲6克,天竺黄10克,煅珍珠母(先煎)30克,赤芍10克。10剂。

三诊:2017年4月3日

上方服后,癫痫未发,右胁胀痛,舌苔薄黄,脉细弦。治以豁痰清热,平肝通窍。

青礞石20克,制大黄10克,黄芩10克,广郁金10克,丹参12克,川贝母(打粉)6克,炙远志5克,煅珍珠母(先煎)30克,天竺黄10克,石菖蒲6克,生山楂20克,水牛角片10克,赤芍10克,朱茯神10克,天麻片(先煎)

10克,茵陈10克。10剂。

四诊:2017年4月13日

癫痫未发,右胁作痛减轻,舌苔薄黄,脉细弦。治以豁痰清热,平肝息风。

青礞石(先煎)20克,广郁金10克,煅珍珠母(先煎)30克,川贝母(打粉)6克,丹参10克,石菖蒲6克,姜半夏5克,川黄连5克,天竺黄10克,水牛角片10克,茵陈10克,制香附10克,朱茯神10克,薏苡仁30克,天麻片(先煎)10克。10剂。

浅 析

痰浊是痫证发作的病理基础。案一患病始于母胎先天因素,脏气先伤,积痰深伏,故一旦阳升风动,宿痰上逆,则阻塞清窍,壅闭经络,突然发病。方炜煌诊之为心脾二亏,痰湿阻络,治以健脾养心,化痰息风,标本兼施,症情得到显著控制。案二由外伤致脑部神经损伤,风痰上扰,清窍受阻所致,治以豁痰息风,开窍定痫;在症情反复之中,始终抓住了治顽痰而定痫这一关键点,在患者积极配合下,病情逐步好转。

两例患者的处方是依据痰浊深浅及正气盛衰而拟定。发作时,以治标为主,重在豁痰顺气,息风开窍定痫;发作间歇期健脾化痰,养心安神,以治其本。用半夏、胆南星、橘红、枳实、石菖蒲、贝母、天竺黄等豁痰顺气;用青礞石、天麻片、石决明、珍珠母、水牛角片等平肝息风;用全蝎、僵蚕、地龙等通络镇痉;用酸枣仁、柏子仁、朱茯神、远志等宁心安神定惊。常用制大黄清热泻火、逐瘀通络,畅通腑气,以增强诸药定痫之效;用太子参配炒白术、茯苓益肺健脾化痰,以绝生痰之源,用于痫证善后。

不 寐

不寐,俗称"失眠",古代文献亦称为"不得卧"或"不得眠"以及"目不

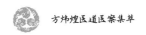

瞑"等,指经常不能获得正常的睡眠时间。轻者入寐困难,或寐而不酣,时寐时醒,醒后不能再寐;严重者可整夜不能入寐,常兼见头昏、头痛、心悸、健忘及心神不安等症。随着人们生活节奏的加快及学习、工作压力的增加,临床上不寐患者日渐增多。

医案举隅

案例一　程某,男,69岁。初诊:2013年4月8日

胃不和则卧不安。去年胃部手术,胃腑受损,体虚未复,彻夜失眠,神疲心慌,舌苔白腻,脉细。治以清肝和胃,养心安神。

姜半夏5克,北秫米(自备)10克,茯神10克,广陈皮10克,竹茹5克,川黄连5克,炒枳壳10克,丹参10克,炒百合10克,炙鸡内金6克,五味子10克,炙远志5克,焦三仙各10克,夜交藤10克,酸枣仁10克。7剂。

二诊:2013年4月16日

失眠好转,消瘦,舌苔薄黄,脉细。治以健脾和胃,养心安神。

姜半夏5克,北秫米(自备)10克,太子参10克,炒白术10克,茯神10克,乌贼骨10克,川黄连6克,吴茱萸1克,炒枳壳10克,炙鸡内金10克,五味子10克,广陈皮10克,夜交藤10克,酸枣仁10克,焦三仙各10克。7剂。

三诊:2013年4月25日

药后失眠好转,纳、便尚佳,治守前法,巩固疗效。

姜半夏5克,北秫米(自备)10克,太子参10克,炒白术10克,茯神10克,乌贼骨10克,麦冬10克,川黄连6克,吴茱萸1克,酸枣仁10克,炒枳壳10克,五味子10克,夜交藤10克,广陈皮10克,炙鸡内金10克,木灵芝10克。8剂。

案例二　黄某,女,91岁。初诊:2014年10月15日

年高体衰,气血不足,心神失养,胃运不健,食少,彻夜失眠,舌苔薄黄,脉细。治以养血安神,佐以益气运中。

酸枣仁20克,知母5克,白芍10克,姜半夏5克,炒白术10克,炒枳壳10克,焦三仙各10克,广陈皮10克,茯神10克,夜交藤10克,柏子仁10克,太子参10克,五味子10克,当归10克,佛手10克,炙鸡内金6克。7剂。

二诊:2014年10月21日

上方服后,失眠好转,纳谷稍增,唯牙龈时痛,小便灼热不适,舌苔薄黄,脉细弦。治以养血安神,佐以养阴清热。

怀牛膝10克,生地10克,酸枣仁20克,太子参10克,麦冬10克,白芍10克,柏子仁10克,竹叶10克,夜交藤10克,茯神10克,五味子5克,姜半夏5克,炒枳壳10克,泽泻10克,焦三仙各10克。7剂。

浅　析

《金匮要略·血痹虚劳病》中有"虚烦不得眠"论述。案一治疗用姜半夏配秫米,即《黄帝内经》中治失眠经方半夏秫米汤,取半夏和胃降逆,通阴阳和表里,引阳入阴而安眠;选秫米和胃安神,制半夏之辛烈,二药配伍,通调中焦气机,交通阴阳,促进睡眠;案二以酸枣仁汤为主养血安神;体现了方炜煌遵经典的辨证思想。

心　悸

心悸是惊悸、怔忡的简称,是指患者心中动悸不安,甚则不能自主的病证。心悸既是客观体征,也是主观症状,多呈阵发性,每因情志波动或劳累而发作。病位主要在心,病理性质不外虚、实或虚实夹杂,故临床辨证应首辨虚实。《丹溪心法》提出心悸的发病当"责之虚与痰",即多见血虚与痰火为患;《医林改错》则认为瘀血内阻是主因。方炜煌认为发生心悸的病理变化,虚证为心脉失养,实证为心脉痹阻,无论虚实都存在心脉不通,故治疗当以"通"为要。

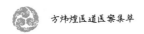

医案举隅

案例一　张某,男,58岁。初诊:2010年10月8日

早搏(期前收缩)频发,心悸不已,头晕目胀,舌红少苔,脉细结代。治以育阴潜阳,安神定悸,疏通心脉。

煅龙骨(先煎)20克,煅牡蛎(先煎)20克,桑叶10克,甘菊6克,生地10克、山萸肉10克,炙何首乌10克,玄参10克,当归10克,丹参10克,白芍10克,五味子5克,泽泻10克,茯神10克,炙甘草9克。5剂。

二诊:2013年6月13日

上方服后,心悸(早搏)减轻,头部作胀,舌红苔薄白,脉细弦无力。治以益心气、养心阴、通心脉,佐以平肝阳。

西洋参(含服)3克,太子参10克,炒白术10克,茯神10克,当归10克,玄参10克,丹参10克,桑叶10克,甘菊6克,料豆衣10克,五味子5克,柏子仁10克,泽泻10克,白芍10克,炙甘草6克。5剂。

案例二　王某,女,43岁。初诊:2014年8月15日

气血不足,心悸(早搏),失眠,乏力,皮肤作痒,抓时皮肤泛红,舌苔薄黄,脉细无力结代。治以养血安神,清热宁心为主。

酸枣仁10克,知母10克,生地10克,赤芍10克,白芍10克,当归10克,太子参10克,茯神10克,川芎10克,丹参10克,五味子5克,金银花10克,连翘10克,丹皮5克,川黄连3克,炙甘草6克。7剂。

二诊:2014年8月23日

上方服后,心慌、肤痒减轻,夜卧好转,舌苔薄黄,脉细数。治以益气养血,补养心脉。

炙黄芪10克,太子参10克,茯神10克,当归10克,川芎5克,生地10克,炙何首乌10克,玉竹10克,柏子仁10克,桂枝6克,丹参10克,佛手10克,川黄连3克,炙甘草6克。7剂。

浅　析

案一患者为血虚、阴虚质兼肝阳偏旺,虚实夹杂之证,治用煅龙骨镇惊安神,煅牡蛎益阴潜阳,两药合用,增强了镇惊安神、平肝潜阳的功效,又能益阴固涩;用桑叶、甘菊疏风清热,配泽泻利水渗湿,使邪热从尿排出;用生地、山萸肉、炙何首乌、白芍补养精血,滋水涵木,以固其本;以柏子仁、茯神、五味子宁心安神;丹参功同"四物",养血活血,疏通脉络;用炙甘草既可调补脾胃,又可益气复脉,共奏育阴潜阳、养血通脉之功。案二诊为气血亏虚体质兼有风热,心悸失眠伴皮疹瘙痒,治取酸枣仁汤养心安神,神安则心悸除;用丹参养血活血,去瘀生新,与血中气药川芎相配,活血而不破血,行气而不破气,使人体之血气运行通畅;佐金银花、连翘、赤芍、丹皮疏风清热、活血凉血;少佐川黄连苦寒清热、燥湿坚阴,与炙甘草同用有一定抗心律失常作用;病情稳定后,予太子参、五味子、茯苓、桂枝、柏子仁等补益心气之品,加强气血运行。

郁　证

郁证是情志不舒,气机郁滞,以致脏腑功能失和的一类病证,主要表现为心情抑郁,情绪不宁,胸胁胀痛,或易怒善哭,咽中如有异物梗阻及失眠等症状。《丹溪心法·六郁》载曰:"气血冲和,万病不生,一有拂郁,诸病生焉,故人身诸病,多生于郁。"病机关键为气机郁滞,由气及血,变生多端,临证所见可分气郁、血郁、痰郁、湿郁、热郁、食郁六种。

医案举隅

案例　谷某,女,38岁。初诊:2014年10月27日

肝气郁结,胸闷不舒,适值月经三日,舌苔薄黄,脉细。治以疏肝理气,宽胸通络为主。

柴胡 6 克，广郁金 10 克，当归 10 克，白芍 10 克，炒枳壳 10 克，炒白术 10 克，云茯苓 10 克，苏梗 5 克，制香附 10 克，薄荷(后下)5 克，橘叶、络各 5 克，绿萼梅 10 克，益母草 15 克，炒黄芩 10 克。5 剂。

二诊：2014 年 11 月 2 日

上方服后，胸闷作痛好转，咳嗽时作，再拟疏肝理气解郁，宣肺止咳化痰治之。

柴胡 6 克，广郁金 10 克，当归 10 克，白芍 10 克，炒黄芩 10 克，绿萼梅 10 克，杏仁(打)10 克，瓜蒌皮 10 克，大贝母 10 克，炙枇杷叶(包)10 克，薄荷(后下)5 克，苏梗 5 克，炒枳壳 10 克，冬瓜子 10 克。5 剂。

浅　析

《景岳全书·郁证》中提出："五气之郁，因病而郁；情志之郁，因郁而病，两者有所不同。"本案因情志致郁，病在肝，属气郁。初诊采用柴胡疏肝汤合逍遥散加减治之，达疏肝理气、宽胸通络解郁之目的。方中柴胡、郁金疏肝解郁；香附、枳壳、苏梗、绿萼梅、橘叶及橘络增强理气行滞药力；薄荷调气解郁；当归、白芍、益母草养血活血、调经；白术、茯苓健脾和中、生化气血；炒黄芩清泄少阳邪热。全方以疏肝解郁为核心，仅服汤药五剂，加上"话疗"，郁证明显好转。黄山歙县上丰乡一带盛产绿萼梅，方炜煌常用于郁证、胃脘痛等的治疗，因其香气淡雅，可作为女性保健饮品。

中　风

中风，又名卒中，或称类中。由于起病急骤，变化迅速，与风性善行数变相似，故以中风名之。以猝然昏仆，不省人事，伴有口眼歪斜，言语不利，半身不遂；或不经昏仆而仅以歪僻不遂为主症。病因病机可归纳为虚(阴虚、气虚)、火(肝火、心火)、风(肝风、外风)、痰(风痰、湿痰)、气(气逆)、血(血瘀)六端,六大病理因素常互相影响,在一定条件下相互转化,形成了复杂多变的发病机制。临床辨证多属本虚标实,本虚为肝肾阴虚、气血衰少,标实为风火相煽、痰湿壅盛、气血郁阻。根据病位浅深、病情轻重,中风可分为中经络、中脏腑两大类。中经络者,表现为口眼㖞斜,言语不利,半身不遂;中脏腑者,在半身不遂等表现的同时有神志变化,发病常有先兆症状,治疗不及时可有后遗症。

方炜煌认为中风的治疗除辨证论治外,须重视活血、化瘀、通络之品的运用,早期即开展针灸、推拿、理疗及体能训练,可提高疗效,减少后遗症。

医案举隅

案例　程某,男,68岁。初诊:2015年9月7日

去年因脑出血住院,现右侧肢体仍活动不利,手指、脚趾作麻,下肢乏力,舌暗苔薄黄,脉细无力。治以补气养血,活血化瘀,舒筋通络。

生黄芪30克,当归12克,川芎6克,炒地龙10克,炙鳖甲(先煎)30克,伸筋草20克,赤芍10克,木瓜10克,鸡血藤10克,阿胶珠10克,生地20克,丹参10克,川红花6克,桃仁(打)10克,三七粉(分吞)3克。14剂。

二诊:2015年9月20日

下肢乏力、麻木减轻,仍行动不利,大便三日一解,苔薄黄,脉细。治宗补阳还五汤,加健脾理气通腑之品。

生黄芪60克,赤芍10克,川芎6克,当归10克,炒地龙10克,阿胶珠10克,丹参12克,炒白术10克,伸筋草20克,熟地12克,桃仁(打)10克,川红花9克,鸡血藤10克,蜈蚣2条,三七粉(分吞)3克,砂仁(后下)5克。14剂。

另:寿康通便丸,每次6克,每日2次,温水吞服。每日排便后停服。

三诊:2015年10月4日

下肢作麻减轻,行动好转,唯足趾厥冷。治以益气补肾,活血通络。

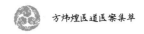

生黄芪60克,当归10克,川芎5克,赤芍10克,炒地龙10克,熟地10克,鸡血藤10克,蜈蚣2条,伸筋草10克,木瓜10克,炒白术10克,广陈皮10克,豨莶草10克,川红花10克,桃仁(打)10克,千年健10克,鹿角胶(化冲)10克。10剂。

浅　析

本案为脑出血后遗症日久,证属气血亏虚兼有瘀血阻络,遵王清任补阳还五汤为主治疗。纵观用药,除重用既补气又行气的生黄芪外,运用了较多"通"效药物,如具有活血通络作用的三七粉、川芎、丹参、红花、桃仁;具有祛风通络作用的蜈蚣、地龙;具有散结通络作用的鳖甲;具有舒筋活络作用的伸筋草、木瓜、鸡血藤、千年健等;并佐以砂仁、陈皮之类健脾行气,促进脾胃运化吸收;桃仁粉碎后使用,可发挥其润肠通便作用,以利腑气通畅;大便数日一行,干结时,加用寿康通便丸以通腑泻热。

面　瘫

面瘫,即指面神经麻痹,属于周围性面瘫。突然发病,症状局限在头面部,以一侧面部板滞、麻木、瘫痪,不能做蹙额、皱眉、露齿、鼓颊等动作,口角向健侧歪斜,露睛流泪,额纹消失,患侧鼻唇沟变浅或消失为特征;少数患者初起伴耳后、耳下及面部疼痛;严重时还可出现患侧味觉减退或消失、听觉过敏等症。多由正气不足,脉络空虚,外感之邪乘虚入经络,造成气血痹阻不通,面部筋脉失养,肌肉迟缓不收所致。初期病邪在络易治,久之则内居筋肉难愈。中医治疗以固表、祛邪、通络为原则,需配合针灸、推拿治疗。

医案举隅

案例一　胡某,女,30岁。初诊:2016年5月14日血亏生风,口眼歪斜已有三日,伴左耳掣痛,舌苔薄黄,脉细。治以养血祛风,活血通络。

当归10克,全蝎5克,蜈蚣2条,防风6克,荆芥6克,白芍10克,川芎5克,生地10克,僵虫10克,白芷10克,制大黄10克,柴胡5克,炒黄芩10克,炒桑叶10克。7剂。

二诊:2016年5月23日

上方服后,面瘫症情略有好转,继续活血祛风通络。

当归10克,白芍10克,葛根10克,蜈蚣2条,僵虫10克,全蝎4克,防风9克,荆芥9克,生地10克,白芷10克,丹参10克,桑叶10克,制白附子10克,白蒺藜10克。5剂。

案例二　方某某,女,57岁。初诊:2018年4月18日

面瘫三日。

白附子(先煎)10克,僵虫10克,全蝎5克,蜈蚣2条,防风9克,荆芥9克,白芷10克,丹参12克,蝉衣6克,白蒺藜10克,白芥子10克,桃仁(打)10克,川红花6克,生黄芪15克。7剂。

配合针灸治疗,1周后恢复大半。

浅析

方炜煌认为本病属本虚标实之证,气血亏虚为本,风、痰、瘀、火为标。治疗以祛风镇痉、活血通络为原则。两例患者发病年龄不同,面瘫病程不同,但均为气血不足,感受风邪,痹阻脉络所致,治予活血祛风通络为主,以达内风、外风兼除之作用。方用四物汤联合牵正散,取"四物"养血活血,血行风自灭之意;用虫类药走窜善行之特点,如全蝎、蜈蚣入肝经,散内风,主祛风止痉,两药相须为用,其力相得益彰,息风解痉作用倍增,配以防风、荆芥、白芷、僵虫,增强息风、止痉、定搐的作用。案一用白芍、桑叶、白蒺藜养血柔肝,疏风止痛;用葛根、白芷引经报使,宣散升提,则其效更彰。案二病程最短,配合针灸治疗,收效最快。

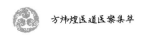

方炜煌主张早期联合针刺、推拿治疗,其子方敏擅长针灸、推拿,两人常配合,内外共治。

腹痛(腹胀)

腹痛是指胃脘以下、耻骨毛际以上部位疼痛,临证多见腹痛伴腹胀。外感风、寒、暑、湿,内伤饮食、气滞、血瘀及虫病、癥闭、积聚等,致腹内脏腑、经脉受损,气机升降失调,气血运行受阻而发生。辨证以虚实为纲。因秽浊内阻、寒邪凝滞、气机郁滞、瘀血内结、痰饮积聚所致为实证,多见腹痛较剧,痛处固定,或按之有块,或腹胀走窜,常因受寒、情志不舒、饮食不节而加重;病机关键为有形之邪壅滞,致气机不通则痛;治以"通"法为主,祛除邪气,畅通气机则痛胀可愈。虚痛则因脏气柔弱,气血亏虚,运行不畅,腹部失于濡养,不荣则痛胀;症见腹痛绵绵,隐隐作胀,喜温喜按,常因劳累等加重;治当扶助正气、通达气血为主。

医案举隅

案例一　凌某,男,33岁。初诊:2015年2月9日

慢性浅表性胃炎,伴结肠炎,症见腹部胀痛,大便稀,有黏液,日解两次,消瘦,舌苔薄白,脉细。治以健脾调中,清热化湿。

太子参10克,炒白术10克,广木香(后下)10克,乌贼骨10克,川黄连5克,云茯苓10克,姜半夏5克,广陈皮10克,炒枳壳10克,炒金银花10克,炒黄芩10克,干姜10克,砂仁(后下)5克,炒白芍10克。7剂。

二诊:2015年2月15日

上方服后,大便转实,右腹胀痛,舌苔薄黄,脉细。治以健脾清理肠胃。

太子参10克,炒白术10克,云茯苓10克,川黄连5克,广木香(后下)10克,炒金银花10克,炒枳壳10克,砂仁(后下)5克,白芍10克,制香附10

克,炒黄芩10克,姜半夏5克,广陈皮10克,败酱草10克,红藤10克,制延胡索10克。10剂。

三诊:2015年2月26日

腹中气扰作胀,中脘痛,反酸,舌淡苔薄黄,脉细。治以健脾和胃。

川黄连5克,广木香(后下)10克,乌贼骨10克,炒白术10克,云茯苓10克,姜半夏5克,广陈皮10克,炒枳壳10克,太子参10克,炒金银花10克,炒黄芩10克,败酱草10克,煅瓦楞10克,砂仁(后下)5克,丹参10克。7剂。

四诊:2015年3月5日

胃炎症状好转,右腹胀痛,舌苔薄黄且腻,脉细。治以行气止痛。

川黄连5克,广木香(后下)10克,乌贼骨10克,炒白术10克,炒金银花10克,败酱草10克,炒白芍10克,姜半夏5克,广陈皮10克,云茯苓10克,砂仁(后下)5克,炒枳壳10克,丹参10克,炙鸡内金6克,炒黄芩10克,红藤10克。10剂。

案例二　汪某,男,67岁。初诊:2016年10月26日

慢性萎缩性胃炎,脐腹作胀,大便色黑,嗳气频作,舌苔薄黄,脉细滑。治以健脾益气,和胃止血。

太子参10克,炒白术10克,云茯苓10克,川黄连5克,制香附10克,砂仁(后下)5克,姜半夏5克,丹参10克,三七粉(分吞)3克,白及10克,炒黄芩10克,败酱草10克。5剂。

二诊:2016年11月2日

上方服后,症情好转,黑便减少,唯腹部气胀,大便不实,舌苔薄黄,脉细。治以健脾理气和胃。

太子参10克,炒白术10克,云茯苓10克,川黄连5克,制香附10克,砂仁(后下)5克,姜半夏5克,三七粉(吞服)3克,白及10克,广木香(后下)10克,败酱草10克,炒白芍10克,佩兰10克,蒲公英10克。5剂。

浅 析

　　腹胀病名在相关文献中记载甚少,往往概括在腹痛证情当中,而被忽略。方炜煌分列腹痛、腹胀病症为临证辨治之需。

　　本节所列两个医案引发腹胀或胀痛以脾虚湿热、气机不畅为共同病机。案一系慢性浅表性胃炎伴结肠炎,证情复杂,反复发作,治先予益气健脾、清热化湿,后健脾祛湿、行气止痛,经1个多月治疗,腹痛、腹胀得以消除。案二主以益气健脾,活血止血、和胃导滞治之,获得满意疗效。

　　方炜煌治疗腹胀腹痛多以"通"字立法。他认为"通"并非单指攻下、通利而言,临证须灵活掌握。健脾补气,加强运化之力曰"通",如太子参、炒白术;理气健脾曰"通",如陈皮、砂仁、木香、炒枳壳、延胡索;清热消炎曰"通",如炒金银花、败酱草;活血祛瘀曰"通",如白及、丹参;消食导滞曰"通",如鸡内金等。据叶天士"久痛入络"之说,对腹痛、腹胀缠绵不愈之症,常加活血通络之品。

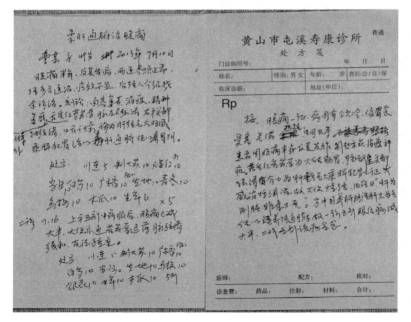

柔肝通腑法治腹痛

胃脘痛

　　胃脘痛又称胃痛,以胃脘部经常发生疼痛为主症。常见原因有病邪犯胃、脾胃虚寒、瘀血阻滞、胃阴不足、食滞不化、痰食阻滞、肝胃不和等;辨证主从寒热、虚实、气血入手;遵循"不通则痛"原理,以"通"为治疗大法,如肝气郁滞者当疏肝理气止痛,食滞中阻者当消食导滞止痛,脾胃阳虚者当温补脾阳温通,胃阴不足者当益胃养阴润通;疼痛日久不愈者,往往出现内郁化火、血瘀阻络、痰湿壅盛等情况,当分别运用通腑泻热、活血通络、化痰消积等法。

医案举隅

　　案例一　许某,女,61岁。初诊:2014年5月18日

　　浅表性胃炎伴肠化生,症见中脘痞闷,大便稀,神疲,舌苔白腻,脉细。治以健脾化湿,理气消痞。

　　太子参10克,炒白术10克,广陈皮10克,云茯苓10克,川黄连5克,姜半夏5克,佩兰10克,焦三仙各10克,炒枳壳10克,白蔻仁(后下)5克,薏苡仁20克,炒黄芩10克,炙鸡内金6克,蒲公英10克,制香附10克。5剂。

　　二诊:2014年5月23日

　　服上方后,大便转实,中脘嘈杂仍作,舌苔薄白且干。治以健脾和胃。

　　太子参10克,炒白术10克,云茯苓10克,川黄连5克,蒲公英10克,广陈皮10克,姜半夏5克,炒枳壳10克,制香附10克,炙鸡内金6克,砂仁(后下)5克,炒黄芩10克,乌贼骨10克,炒金银花10克。7剂。

　　案例二　郑某,女,53岁。初诊:2017年9月3日

　　浅表性胃炎伴胆囊炎,症见中脘作胀,牵及背胀,大便干,舌苔薄黄,脉细。治以理气和胃。

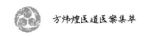

川黄连6克,吴茱萸1克,乌贼骨10克,蒲公英10克,姜半夏5克,麦冬10克,炒枳壳10克,炙鸡内金10克,佛手10克,太子参10克,炒白术10克,云茯苓10克,广郁金10克,丹参10克,广陈皮10克。10剂。

二诊:2017年9月10日

药后反酸、胃胀减轻,便干好转,唯口苦作干,夜卧多梦,舌脉如前。治以健脾清胃,理气消胀。

太子参10克,炒白术10克,云茯苓10克,制香附10克,砂仁(后下)5克,姜半夏5克,川黄连6克,蒲公英20克,炒枳壳10克,麦冬10克,乌贼骨10克,丹参10克,广陈皮10克,炙鸡内金10克,佛手10克。10剂。

三诊:2017年9月23日

上方服后,脘胀减轻,仿香砂养胃丸之意加减。

太子参10克,炒白术10克,云茯苓10克,川黄连6克,吴茱萸1克,乌贼骨10克,蒲公英20克,姜半夏5克,制香附10克,麦冬10克,广陈皮10克,丹参10克,广郁金10克,炙鸡内金10克,炒枳壳10克,佛手10克。10剂。

四诊:2017年10月3日

胃恙症状好转,大便日解二次。舌苔薄黄,脉细。治以健脾和胃。

太子参10克,炒白术10克,云茯苓10克,姜半夏5克,麦冬10克,蒲公英20克,乌贼骨10克,广陈皮10克,炒枳壳10克,川黄连6克,吴茱萸1克,制香附10克,佛手10克,炙鸡内金10克,炒金银花10克。10剂。

案例三 孙某,女,55岁。初诊:2012年7月16日

检查显示胆囊息肉。症见脘部作胀,嗳气,大便不畅,舌苔薄黄,脉细。治以疏肝利胆,理气和胃。

柴胡6克,太子参10克,姜半夏5克,金钱草10克,炒枳壳10克,当归10克,白芍10克,制大黄10克,炙鸡内金10克,川黄连5克,广郁金10克,佛手10克,蒲公英20克,茵陈20克,砂仁(后下)5克,制香附10克。10剂。

二诊：2012年7月27日

脘胁作胀，大便难解，面黄，头晕，神疲，舌苔白腻，脉细。治以行气化湿，疏肝利胆。

柴胡6克，太子参10克，金钱草10克，生大黄（后下）10克，广郁金10克，川厚朴6克，炒枳壳10克，炙鸡内金10克，茵陈20克，川黄连5克，广木香（后下）6克，姜半夏5克，蒲公英20克，佛手10克，海金沙（包）10克。

三诊：2012年9月7日

上方调服30剂后，胆囊B超检查示息肉消失，目前大便三日一解，叹气、胸痞减轻，舌苔薄黄，舌面灼痛，脉细弦。治以理气清热通腑。

川黄连5克，制大黄10克，瓜蒌仁（打）10克，苏梗5克，炒枳壳10克，炒黄芩10克，丹参10克，川厚朴花9克，金银花10克，制香附10克，广郁金10克，金钱草10克，蒲公英20克，佛手10克。10剂。

四诊：2012年9月16日

胸痞好转，大便偏结，继续扶正利胆调中。

苏梗5克，制香附10克，川黄连5克，太子参10克，瓜蒌仁（打）10克，制大黄10克，金钱草10克，炒枳壳10克，炒黄芩10克，川厚朴6克，姜半夏5克，佛手10克，丹参10克，广郁金10克，火麻仁10克，炙鸡内金10克，蒲公英20克。10剂。

五诊：2012年9月28日

上方服后，大便转软，口舌、二便均有热感，中脘时胀，舌苔薄黄，脉细，继续治以清胃利胆。

川黄连5克，金钱草10克，制香附10克，姜半夏5克，炒白术10克，制大黄10克，麦冬10克，炒金银花10克，炒黄芩10克，广郁金10克，炒枳壳10克，茯神10克，佛手10克，白花蛇舌草10克，炙鸡内金6克。10剂。

案例四　俞某，男，55岁。初诊：2013年11月4日

慢性萎缩性胃炎，糜烂伴肠化生，症见胃脘作痛，胃胀，纳食乏味，大便正常，舌苔薄黄，脉细。治以健脾和胃为主。

太子参10克,川黄连5克,蒲公英10克,瓜蒌皮10克,姜半夏5克,炒枳壳10克,丹参10克,制大黄10克,炒金银花10克,炒白术10克,云茯苓10克,徐长卿10克,佛手10克,败酱草10克,炒黄芩10克,炙鸡内金6克。15剂。

二诊:2013年11月20日

经中药调理后,胃恙症状基本消失,食欲增进。继以前法,标本兼治。

太子参10克,川黄连5克,蒲公英10克,瓜蒌皮10克,姜半夏5克,广陈皮10克,炒白术10克,制大黄10克,炒金银花10克,云茯苓10克,徐长卿10克,炒黄芩10克,败酱草10克,丹参10克,佛手10克,炒枳壳10克,八月札10克。15剂。

三诊:2013年12月4日

症状好转,舌苔薄黄,脉细,原方加减。

太子参10克,炒白术10克,蒲公英10克,川黄连5克,制大黄10克,炒金银花10克,姜半夏5克,云茯苓10克,炒黄芩10克,佛手10克,炒枳壳10克,丹参10克,徐长卿10克,败酱草10克,八月札10克,广陈皮10克,炙鸡内金6克,乌贼骨10克。15剂。

四诊:2013年12月18日

经中药服后,症状大为好转,舌脉如前,原方加减。

太子参10克,炒白术10克,川黄连5克,制大黄10克,炒金银花10克,蒲公英10克,姜半夏5克,广陈皮10克,云茯苓10克,炒枳壳10克,丹参10克,炒黄芩10克,炙鸡内金6克,徐长卿10克,败酱草10克,八月札10克,砂仁(后下)5克。15剂。

案例五　蔡某,女,42岁。初诊:2014年4月20日

浅表性胃炎伴胃窦糜烂,胆管结石伴胆囊炎,症见中脘胀痛,舌苔薄黄,脉细。治以理气和胃,佐以疏肝利胆。

川黄连5克,瓜蒌皮10克,姜半夏5克,柴胡9克,制大黄10克,太子参10克,炒枳壳10克,蒲公英10克,制香附10克,炙鸡内金6克,广郁金

10克,金钱草10克,炒白术10克,乌贼骨10克,砂仁(后下)5克。7剂。

二诊:2014年4月26日

上方服后,胃炎症状好转,舌苔薄黄,脉细。继续原方加减。

川黄连5克,瓜蒌皮10克,姜半夏5克,乌贼骨10克,炒白术10克,太子参10克,蒲公英20克,炒枳壳10克,制香附10克,砂仁(后下)5克,炒金银花10克,煅瓦楞10克,炙鸡内金6克,金钱草10克,广郁金10克,制大黄6克,炒黄芩10克。10剂。

案例六 程某,男,18岁。初诊:2015年3月28日

慢性浅表性胃炎,伴十二指肠溃疡,症见中脘嘈杂作胀,时痛,嗳气胃胀,舌苔薄黄,脉细滑。治以健脾和胃,行气止痛。

太子参10克,炒白术10克,云茯苓10克,丹参10克,蒲公英10克,炒枳壳10克,乌贼骨10克,川黄连5克,煅瓦楞10克,姜半夏5克,制香附10克,炒金银花10克,炒黄芩10克,徐长卿10克,败酱草10克。7剂。

二诊:2015年4月7日

中脘嘈杂,大便色黑,嗳气,舌苔灰黄,脉细滑。治以理气和胃,清热化瘀。

川黄连5克,蒲公英10克,太子参10克,制大黄10克,乌贼骨10克,炒枳壳10克,丹参10克,炒白术10克,炒金银花10克,云茯苓10克,煅瓦楞10克,制香附10克,败酱草10克,徐长卿10克,炙鸡内金6克,炒黄芩10克。15剂。

三诊:2015年4月26日

上方服后,胃恙大减,便黑已清,继续理气和胃,清热化瘀。

川黄连5克,蒲公英10克,太子参10克,制大黄10克,乌贼骨10克,炒枳壳10克,丹参10克,炒白术10克,炒金银花10克,煅瓦楞10克,云茯苓10克,制香附10克,败酱草10克,徐长卿10克,姜半夏5克,广陈皮10克。5剂。

浅　析

　　临证所见胃脘痛患者大多在医院已做相关检查,西医诊断多有胃溃疡(糜烂出血)、慢性浅表性胃炎、慢性萎缩性胃炎、胃窦糜烂、胃下垂、食管炎、胆囊炎、胆石症、胆囊息肉等疾病,并经过一段时间的西药治疗,症状不能缓解,方来寻求中医帮助。胃脘痛多伴有脘腹作胀、反酸、嗳气、胃脘嘈杂、痞闷不舒等症状及大便性状的改变,黄山地区发病率较高。

　　方炜煌认为胃脘痛应首辨虚实、寒热,虚为脾胃虚弱、中焦运化失常,实则多因寒凝、气滞、湿热、血瘀、食积等困阻中焦脾胃,导致中焦气机运行不畅,不通则痛;以脾虚气滞、肝气犯胃、肝胃郁热、脾虚湿盛、气滞血瘀等证候多见,相应的治疗方法有益气健脾、清热化湿、理气运中、和胃降逆、疏肝理气、疏肝利胆、化瘀止痛及健脾消食等;用药方面,多以太子参、云茯苓、炒白术益气健脾;以黄连、炒黄芩、姜半夏、瓜蒌皮、制大黄、蒲公英、金银花、败酱草、金钱草等清泻肝胆、胃肠实热;常用砂仁、薏苡仁、白蔻仁化湿健脾、温中行气;以炒枳壳、制香附、广陈皮、佛手、木香、郁金等理气消胀,行滞定痛;用炒鸡内金、焦三仙等助运开胃;用桃仁、丹参、白及等化瘀除腐,用于胃肠溃疡、糜烂,抑制肠化生;用延胡索、徐长卿、八月札行气活血止痛;用乌贼骨、煅瓦楞制酸止痛;若伴有幽门螺杆菌感染,则常在辨证用药基础上加清热解毒之品如蒲公英、金银花、马齿苋、败酱草等。

　　方炜煌处方中常见对药的使用,

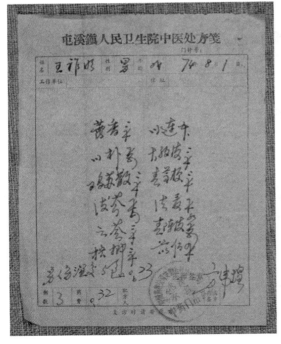

治疗脾胃病处方

如黄连配吴茱萸寒热并用,制酸止痛;柴胡配制香附行气止痛;川楝子配延胡索理气止痛;炒白芍配炙甘草缓急止痛;乌贼骨配煅瓦楞制酸止痛;厚朴配炒枳壳降气消胀止痛;木香配砂仁化湿行气止痛。他认为制大黄具有荡涤肠胃、通腑泻热、调畅气机的作用,又能活血逐瘀、清热消炎,能促进胃肠黏膜炎症和溃疡面的愈合,常用制大黄与药同煎,以减轻其泻下作用。

嗳　气

嗳气本属于人体正常的生理现象,为胃部气体从口排出而作声的表现,但嗳气频繁则是一种病态,以胃气上逆、气机升降失常为基本病机。常见于脾胃不和、气机升降无序的脾胃病及忧思郁怒、肝气郁结、横犯脾胃的郁证;病位在脾胃,与心、肝关系密切。治疗以和胃降逆、调畅气机为大法。

医案举隅

案例一　王某,男,39岁。初诊:2014年11月22日

慢性浅表性胃炎,症见嗳气泛恶,舌苔薄黄,有裂纹,舌边有齿痕。治以健脾和胃,清热消炎。

太子参10克,炒白术10克,云茯苓10克,川黄连5克,姜半夏5克,蒲公英10克,麦冬10克,炒黄芩10克,炒枳壳10克,乌贼骨10克,炒金银花10克,煅瓦楞10克,徐长卿10克,败酱草10克,半枝莲10克,苏梗5克。10剂。

二诊:2014年12月2日

诸症好转,胃胀减轻,治以理气和胃。

太子参10克,炒白术10克,广陈皮10克,乌贼骨10克,川黄连6克,姜半夏5克,麦冬10克,炒枳壳10克,制香附10克,砂仁(后下)5克,蒲公

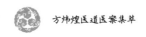 方炜煌医道医案集萃

126

英10克,云茯苓10克,炒金银花10克,徐长卿10克,煅瓦楞10克,佛手10克。10剂。

案例二 张某,男,40岁。初诊:2015年12月8日

素患反流性胃炎,嗳气频作,中脘有烧灼感,胃胀,大便干燥,舌苔薄黄,脉细滑。治以疏肝理气,清热和胃。

柴胡6克,炒白术10克,茵陈10克,川黄连5克,瓜蒌皮10克,姜半夏5克,广郁金10克,制香附10克,制大黄10克,蒲公英10克,乌贼骨10克,炒枳壳10克,砂仁(后下)5克,炒金银花10克,炒白芍10克,云茯苓10克,炙鸡内金6克。7剂。

二诊:2015年12月15日

上方服后,诸症好转,时嗳气,大便难解,继续清肝理气和胃,以瓜蒌仁易瓜蒌皮,加强通便之力。

柴胡6克,川黄连5克,瓜蒌仁(打)10克,制香附10克,炒枳壳10克,制大黄10克,蒲公英20克,乌贼骨10克,广郁金10克,茵陈10克,炒金银花10克,炙鸡内金6克,砂仁(后下)5克,姜半夏5克,麦冬10克,云茯苓10克。10剂。

浅 析

《古今医统大全》中载:"嗳气多是胃气不和,窒塞不通。"方炜煌认为嗳气多由胃气不和、窒塞不通而致,常见肝气犯胃,气逆而作;清肝和胃、理气降逆为常用治法。分析其用药,以川黄连、茵陈、黄芩、蒲公英、炒金银花清肝泻火;用柴胡、广郁金、制香附疏肝理气;用炒枳壳、砂仁、姜半夏、瓜蒌健脾理气化痰;以太子参、炒白术、云茯苓、炙鸡内金等益气健脾固本。

嘈　杂

　　嘈杂是指似饥非饥,似辣非辣,似痛非痛,难以描述的一种症状。致病因素多为湿热、痰饮、脾虚、肝郁、胃滞,病性有寒、热、虚、实之别。脾虚者水谷精微运化低下,症见胃中空虚,求食自救,食后复嘈,病情反复,时伴恶心、呕吐痰涎;胃中积热或胃阴不足、虚火烧灼可致嘈杂伴胸膈满闷、脘腹有灼热感;情志不舒,肝气郁而化火,可见嘈杂伴心烦易怒、口苦口臭,实为土虚木乘,因此,嘈杂之症多从土虚、火热、痰饮、木乘立论。

医案举隅

　　案例一　王某,男,25岁。初诊:2013年9月23日

　　食管下段至胃脘上中部,自感嘈杂难受,已有半年,时发呃逆,舌苔薄黄,脉细。此乃肝火犯胃,胃气失降,治以清肝和胃,降逆止酸。

　　川黄连6克,吴茱萸1克,茵陈10克,太子参10克,姜半夏5克,制大黄10克,炒白术10克,蒲公英20克,炒枳壳10克,旋覆花(包)10克,煅瓦楞10克,乌贼骨10克,炒黄芩10克,云茯苓10克。5剂。

　　二诊:2013年9月29日

　　食管炎伴胃炎,中脘嘈杂,时恶,舌苔薄黄,脉细。治以健脾和胃。

　　川黄连6克,吴茱萸1克,瓜蒌皮10克,姜半夏5克,乌贼骨10克,炒黄芩10克,炒枳壳10克,太子参10克,蒲公英10克,炒金银花10克,炒白术10克,云茯苓10克,制延胡索10克,佛手10克,败酱草10克。7剂。

　　三诊:2013年10月7日

　　胸脘嘈杂灼热,咽中不适见好,舌苔薄黄,脉细弦。除寇务尽,治以清热和胃。

　　川黄连5克,瓜蒌皮10克,炒黄芩10克,蒲公英10克,制大黄10克,半枝莲10克,炒枳壳10克,炒金银花10克,姜半夏5克,麦冬10克,广陈

皮10克,云茯苓10克,败酱草10克,玄参10克。7剂。

案例二 程某,男,40岁。初诊:2013年12月23日

素患浅表性胃炎,症见中脘灼热,舌苔薄黄,脉细滑。治以健脾和胃,理气止逆。

太子参10克,炒白术10克,云茯苓10克,姜半夏5克,广陈皮10克,蒲公英10克,川黄连5克,炒枳壳10克,制香附10克,砂仁(后下)5克,炙鸡内金6克,焦三仙各10克,旋覆花(包)10克,炒黄芩10克,乌贼骨10克。5剂。

二诊:2013年12月28日

药后灼热、恶心好转,继续健脾和胃。

太子参10克,炒白术10克,云茯苓10克,姜半夏5克,蒲公英10克,广陈皮10克,砂仁(后下)5克,制香附10克,川黄连5克,乌贼骨10克,炒黄芩10克,炒枳壳10克,炒金银花10克,炙鸡内金6克。5剂。

案例三 毕某,男,27岁。初诊:2016年1月15日

胃溃疡伴食管炎,HP(+),症见中脘嘈杂,反酸,胃胀,舌苔薄黄,脉细弦。治以清肝和胃。

川黄连6克,吴茱萸1克,乌贼骨10克,瓜蒌皮10克,蒲公英10克,炒枳壳10克,煅瓦楞10克,炒金银花10克,败酱草10克,白及片10克,炙鸡内金6克,佛手10克,姜半夏5克,炒黄芩10克。7剂。

二诊:2016年1月23日

中脘灼热,口腔溃疡,苔薄黄,脉细弦。再用原方出入。

川黄连6克,吴茱萸1克,乌贼骨10克,蒲公英10克,炒枳壳10克,煅瓦楞10克,败酱草10克,炒金银花10克,云茯苓10克,佛手10克,炙鸡内金6克,半枝莲10克,丹参10克,炒黄芩10克。7剂。

三诊:2016年3月21日

时隔2个多月,反流性食管炎伴胃溃疡复发,症状如前,治以清肝和胃。

川黄连6克,吴茱萸1克,蒲公英20克,乌贼骨10克,炒枳壳10克,炒金银花10克,煅瓦楞10克,姜半夏5克,麦冬10克,败酱草10克,炒黄芩10克,云茯苓10克,半枝莲10克,佛手10克,炙鸡内金6克。5剂。

四诊:2016年3月25日

经查患有胆囊息肉。上方服后,诸症好转,舌苔薄黄,脉细滑。治以清肝利胆,理气和胃。冀药症合宜,饮食慎护。

川黄连6克,吴茱萸1克,蒲公英10克,广郁金10克,乌贼骨10克,茵陈10克,姜半夏5克,炒枳壳10克,炒黄芩10克,金钱草10克,炒金银花10克,煅瓦楞10克,炙鸡内金6克,麦冬10克,败酱草10克,半枝莲10克。7剂。

案例四　姜某,女,48岁。初诊:2017年12月6日

患胃溃疡半年,症见中脘嘈杂,嗳气反酸,胃部作胀,大便黏性,解不干净,舌苔薄黄,边有齿痕,脉细弦。治以清肝泻火,佐以理气降逆。

川黄连6克,吴茱萸1克,瓜蒌皮10克,姜半夏5克,制大黄10克,蒲公英20克,乌贼骨10克,炒枳壳10克,广陈皮10克,炒金银花10克,煅瓦楞10克,云茯苓10克,薏苡仁30克,佛手10克,炒白术10克,炙鸡内金10克。10剂。

二诊:2017年12月20日

上方服后,中脘灼热好转,反酸偶作,大便不畅,夜卧不安,舌苔黄腻,脉细滑。再用原方增减,注重饮食调护。

川黄连6克,吴茱萸1克,乌贼骨10克,蒲公英20克,姜半夏5克,云茯苓10克,制大黄10克,炒枳壳10克,广陈皮10克,炒金银花10克,薏苡仁30克,煅瓦楞10克,炙鸡内金10克,佛手10克,大贝母10克,麦冬10克。10剂。

浅　析

纵观以上案例,以肝胃郁热、胃阴亏虚、脾虚湿困多见,症情常因饮食

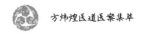

不节、情志不畅等加重。方炜煌多用清肝和胃、理气和胃、健脾和胃、养阴清胃等法,病久则加化瘀通络之品,始终固护脾胃。组方用药每每皆见清肝和胃之左金丸,以黄连、黄芩、吴茱萸清肝泻火,用蒲公英、金银花、败酱草、半枝莲清热解毒,用姜半夏、瓜蒌皮化痰止呕,用茯苓、白术、太子参、鸡内金益气健脾助运,用制香附、佛手、苏梗、陈皮、丹参行气化瘀,用乌贼骨、煅瓦楞抑酸止痛,用麦冬、白芍养阴润燥,常以炒枳壳、制大黄通降胃肠之气,旨在降逆止嘈,恢复脾胃功能。

呕　吐

　　呕吐是指胃失和降,气逆于上,致胃内容物从口中吐出的一种病症。外感六淫、内伤七情以及饮食不节、劳倦过度,引起胃气上逆,均可发生呕吐,故病位主要在胃。病因不同,体质各异,临证有虚证、实证之分。实者因邪气所干,发病较急,病程较短;虚者发病缓慢,病程较长,总因胃虚不降,其中又有阴虚、阳虚之别。一般暴病呕吐多属邪实,治宜祛邪为主,邪去则呕吐自止;久病呕吐多属正虚,治宜扶正为主,正复则呕吐自愈。

医案举隅

　　案例　许某,男,14岁。初诊:2013年7月2日

　　湿滞中阻,胃气失降,经常呕吐,食入更甚,中脘痞胀,舌苔薄白且腻,脉细。治以运中化滞,降气止呕。

　　姜半夏5克,广陈皮10克,云茯苓10克,炒枳壳10克,炙鸡内金6克,川黄连3克,吴茱萸1克,焦山楂10克,竹茹5克,旋覆花(包)10克,降香片9克。5剂。

　　二诊:2013年7月8日

　　上方服后,诸症减轻,继续健脾运中。

　　太子参10克,炒白术10克,姜半夏5克,云茯苓10克,炙鸡内金6克,

广陈皮 10 克,炒枳壳 10 克,川黄连 3 克,吴茱萸 1 克,旋覆花(包)10 克,竹茹 5 克,藿香 5 克,佩兰 5 克,降香片 5 克,薏苡仁 10 克。5 剂。

浅　析

《圣济总录》中曰:"呕吐者,胃气上而不下也。"脾胃居中焦,为气机升降之枢纽,中气升降失常是导致呕吐的关键病机。本案为湿滞中阻,肝失条达,横逆犯胃,胃气上逆所致频繁呕吐,采用二陈汤合左金丸治之,加竹茹、旋覆花、降香片等,加强清肝泻火、降逆止呕之功效。方炜煌认为呕吐的发生与腑气不通,浊气犯胃关系密切,治疗常加炒枳壳、鸡内金、焦三仙等消食导滞以通腑气,健脾助运以降胃气。

泄　泻

泄泻是指排便次数增多,粪便清稀,甚至如水样的病证。发病关键在于脾胃功能障碍,辨治应先区别寒热、虚实。一般而言,大便清稀,完谷不化,多属寒证;大便色黄褐而臭,泻下急迫,肛门灼热,多属热证;泻下腹痛,痛势急迫拒按,泻后痛减,多属实证;病程较长,腹痛不甚,喜温喜按,多属虚证。临证所见多为虚实兼夹、寒热并见之证。《素问·阴阳应象大论》中云:"湿胜则濡泄。"湿邪内盛是泄泻的常见因素,多因脾虚失运,水谷不化精微,湿浊内生,混杂而下所致。脾虚是造成湿盛的主因,而湿盛又进一步影响脾的运化,故脾虚与湿盛互为因果。

医案举隅

案例一　汪某,男,42 岁。初诊:2013 年 10 月 12 日

慢性结肠炎,脾肾虚寒,健运失职,便稀,日解多次,为时已久,舌苔薄白且腻,脉细弱。治以健脾温肾,佐以清热利湿。

党参 10 克,炒白术 10 克,云茯苓 10 克,薏苡仁 20 克,干姜 10 克,川黄

连5克,煨肉豆蔻10克,补骨脂10克,泽泻10克,车前子(包)10克,姜半夏5克,炒金银花10克,广陈皮10克,炒石榴皮10克,炒枳壳10克,山楂炭10克。7剂。

二诊:2013年10月19日

上方服后,便稀好转,时夹黏液,舌苔薄黄,脉细。再守原方出入。

党参10克,炒白术10克,云茯苓10克,薏苡仁20克,川黄连5克,干姜10克,补骨脂10克,煨肉豆蔻10克,姜半夏5克,炒金银花10克,败酱草10克,车前子(包)10克,炒扁豆10克,炒石榴皮10克,炒枳壳10克,佩兰10克。7剂。

案例二　汪某,女,71岁。初诊:2014年10月21日

证属心脾二亏,湿热内阻,症见大便溏薄,泻而不畅,日行多次,肠鸣,纳谷不香,神疲,夜卧不安,苔黄厚,脉细。治以健脾养心,清化湿热。

太子参10克,云茯苓10克,薏苡仁20克,姜半夏5克,广陈皮10克,麦冬10克,当归10克,白芍10克,酸枣仁10克,夜交藤10克,炒枳壳10克,焦三仙各10克,炙鸡内金6克,车前子(包)10克,山楂炭10克。7剂。

二诊:2014年10月28日

药后大便先硬后稀,日行一次,心慌失眠,法拟调养心脾。

太子参10克,炒白术10克,云茯苓10克,姜半夏5克,炒扁豆10克,广陈皮10克,焦三仙各10克,怀山药10克,薏苡仁30克,广木香(后下)6克,炒枳壳10克,炒白芍10克,炙鸡内金6克,桔梗5克,夜交藤10克,酸枣仁10克。7剂。

三诊:2014年11月11日

大便转实,心宁,夜寐渐安,药证相宜,继续调养心脾。

太子参10克,炒白术10克,云茯苓10克,姜半夏5克,酸枣仁10克,广陈皮10克,广木香(后下)6克,炒枳壳10克,丹参10克,麦冬10克,炒白芍10克,炙鸡内金6克,夜交藤10克,怀山药10克,枸杞子10克。7剂。

案例三　姚某,男,26岁。初诊:2016年2月18日

脾虚,寒湿内生,大便经常溏稀,舌苔白腻,脉细。治以健脾化湿,温中止泻。

太子参10克,炒白术10克,云茯苓10克,姜半夏10克,山楂炭10克,炒扁豆10克,广陈皮10克,怀山药10克,薏苡仁30克,干姜10克,补骨脂10克,砂仁(后下)5克。7剂。

二诊:2016年2月26日

服上方后,大便虽成形,但舌苔薄白,脉细。依舌脉症情,仍按原方加减,冀复如常。

党参10克,炒白术10克,云茯苓10克,怀山药10克,干姜10克,山楂炭10克,煨肉豆蔻10克,香橼皮10克,炒石榴皮10克,补骨脂10克,薏苡仁30克,炒扁豆10克,砂仁(后下)5克,芡实10克,炒枳壳10克。7剂。

浅　析

古有"湿多成五泄""无湿不成泄"之说。外湿易困阻脾阳,致脾失健运,水食相杂而下,发生泄泻;又因寒、暑、热邪夹湿,从表入里,使脾胃升降失调,清浊不分,引起泄泻。

方炜煌将补脾与祛湿贯穿泄泻治疗中,以健脾和胃、清热利湿、温化寒湿等法为主,以参苓白术散为基本方,随证加减,收到较好疗效。对年老体衰,脾肾虚寒,或久病肾阳虚衰,脾失温煦,运化失常,而致泄泻者,则配合四神丸加减,以温补肾阳、固涩止泻。观其组方,常加车前子、泽泻等利湿,乃"利小便实大便"之意;泄泻日久,则加石榴皮、芡实、山楂炭等固涩止泻之品。方炜煌认为山楂炭具有消食化滞、健脾开胃、收敛止痢、活血化瘀等作用,能吸附肠道多余的水分,改善大便质稀性状,常用于泄泻治疗。

便　秘

便秘是指大便秘结不通,排便时间延长,或虽有便意,而排便困难。便秘的发生是由胃肠传导功能失常,粪便在肠内停留时间过久,水分被过度吸收,致粪质干燥、坚硬所致。常见病因有肠胃燥热,津液耗伤;或情志不畅,气机郁滞;或劳倦内伤、年老体衰、气血不足等。表现为大便干燥,排出困难,三五日或七八日一行;部分患者大便次数正常,但粪质干燥,坚硬难排;少数患者时有便意,大便并不干燥,但排出艰难;可伴见腹胀、腹痛、痔疮、肛裂等症。

《医学心悟·大便不通》中曰:"阳明胃实,燥渴谵语,不大便者,实闭也,小承气汤下之。若老弱人精血不足,新产妇人气血干枯,以致肠胃不润,此虚闭也。"临证施治首分虚实,可采用清热润肠、行气导滞、益气养血、温阳通便等方法。

医案举隅

案例一　朱某,男,75岁。初诊:2012年10月21日

高龄便秘已有十余年,经常四五天不解,口干,舌苔薄黄,脉细弱。治以调理肺肾为法。

桔梗5克,瓜蒌仁(打)10克,火麻仁(打)10克,杏仁(打)10克,西洋参片4克,炒枳壳10克,川厚朴6克,生地10克,生大黄(后下)10克,麦冬10克,玄参10克,女贞子10克,旱莲草10克,白芍10克,玄明粉(冲服)3克。5剂。

二诊:2012年10月26日

上方服后,自觉有便意,但大便尚困难,舌苔薄黄,脉细弱。酌加益气润燥通便之药。

桔梗5克,太子参10克,火麻仁(打)10克,川厚朴6克,炒枳壳10克,

肉苁蓉10克,生地10克,麦冬10克,瓜蒌仁(打)10克,杏仁(打)10克,生大黄(后下)10克,玄明粉(冲服)4克,女贞子10克,旱莲草10克,玄参10克。5剂。

三诊:2012年10月31日

习惯性便秘,舌苔薄黄,脉细弦。治以润肠通便,佐以增液升清。

火麻仁(打)10克,杏仁(打)10克,川厚朴9克,炒枳实10克,白芍10克,生大黄(后下)12克,西洋参片5克,桔梗5克,麦冬10克,生地10克,玄参10克,瓜蒌仁(打)10克,郁李仁(打)10克,番泻叶(后下)3克。5剂。

案例二　吴某,女,46岁。初诊:2013年9月4日

血亏,肠热气滞,大便难解,数日一行,腹中作胀,舌苔薄黄,脉细。治以益气养血,清热润燥,佐以行气通便。

西洋参4克,当归10克,白芍10克,生地20克,川厚朴9克,炒枳壳12克,杏仁(打)10克,火麻仁(打)10克,瓜蒌仁(打)10克,麦冬10克,玄参10克,制大黄12克,郁李仁(打)10克,金银花10克。7剂。

二诊:2013年9月12日

上方服后,大便已解,前方再加润肠通便,巩固疗效。

西洋参4克,生地20克,金银花10克,杏仁(打)10克,制大黄10克,川厚朴9克,炒枳壳12克,瓜蒌仁(打)10克,火麻仁(打)10克,郁李仁(打)10克,麦冬10克,玄参10克,白芍10克,当归10克,女贞子10克。7剂。

案例三　方某,女,64岁。初诊:2014年4月19日

证属血亏肠热,大便难解,肛门作胀,舌苔薄黄,脉细。治以益气清热,润肠通便。

太子参10克,火麻仁(打)10克,川厚朴6克,炒枳壳10克,当归10克,生地10克,杏仁(打)10克,制大黄12克,炙黄芪10克,白芍10克,无花果10克,郁李仁(打)10克,金银花10克,瓜蒌仁(打)10克,蒲公英20克,川

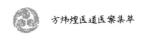

黄连5克。5剂。

二诊:2014年4月24日

上方服后,大便好解,肛门稍胀,头昏,神疲,舌苔薄,脉细。治以益气调中。(血压100/65毫米汞柱)

太子参10克,炙黄芪10克,当归10克,火麻仁(打)10克,炒枳壳10克,川厚朴5克,白芍10克,川黄连5克,蒲公英10克,生地10克,瓜蒌仁(打)10克,制大黄10克,金银花10克,桔梗5克。5剂。

案例四 董某,女,68岁。初诊:2015年6月5日

气血不足,肠道失调,大便难解,舌淡苔薄白,脉细。治以补益气血,润肠通便。

火麻仁(打)12克,杏仁(打)10克,川厚朴5克,炒枳壳10克,当归10克,白芍10克,生大黄(后下)10克,瓜蒌仁(打)10克,郁李仁(打)10克,西洋参片4克,制首乌10克,玄明粉(冲服)3克,桔梗5克,无花果10克。5剂。

二诊:2015年6月10日

上方服后,大便能解,但大便量少,腹中时胀,治以润肠通便。

川厚朴6克,火麻仁(打)10克,生大黄(后下)10克,西洋参片4克,炒枳壳10克,番泻叶(后下)3克,杏仁(打)10克,白芍10克,当归10克,玄明粉(冲服)4克,金银花10克,瓜蒌仁(打)10克,生地10克,郁李仁(打)10克。7剂。

浅 析

便秘临证所见较多,男女老少皆可发病。《石室秘录》载曰:"盖大肠居于下流,最难独治,必须从肾经以润之,从肺经以清之,气既下行,沉于海底,非用升提之法,则水注闭塞而不通,启其上孔,则下孔自然流动,此下病治上法,亦腑病脏治之法也。"方炜煌认为虚与滞为便秘的主要病机,体虚、高龄者多见气血亏虚,气虚则传送无力,血亏则肠道津枯,均可致运行

滞缓,大便排出艰难;治以补益气血、养阴润肠通便为要。常用杏仁、川厚朴、炒枳壳、桔梗宣上通下,降气润肠,所谓下病上治;喜用火麻仁、瓜蒌仁、郁李仁、柏子仁等仁类药润肠通便;用西洋参、太子参、黄芪等补气,增强胃肠动力;用生地、麦冬、玄参、白芍、当归养阴生津、增液行舟;便秘腹胀较甚,则用制大黄、番泻叶、玄明粉泻火通便;高龄患者可用无花果促便、助消化。

方炜煌对便秘的诊疗有较完整的思路和用药阵形,为方便便秘患者服用,将经验方"寿康通便丸"制成丸剂。由火麻仁、郁李仁、杏仁、瓜蒌仁、黄连、生大黄、川厚朴、炒枳壳、炙鸡内金、山楂、番泻叶、玄参、金银花、白芍、生地、麦冬、西洋参组成,水泛为丸,需要时饭后温水吞服,以解燃眉之急。

泄痢

泄痢不同于单纯的泄泻,也不同于具有传染性的痢疾,是以腹泻,伴有黏液或黏血便、脓血便,甚或鲜血便为主要临床表现的一类病证。常见于慢性结肠炎患者,具有病程长,发作、缓解和再发作的特点。

医案举隅

案例一　王某娣,女,74岁。初诊:2013年10月18日

慢性结肠炎,为时年余,下腹疼痛,大便黏液夹血,血鲜红,头昏,下肢无力,舌苔薄黄,脉细。血常规检查示白细胞下降。治以益气健脾,佐以清热解毒。

生黄芪30克,太子参10克,炒枳壳10克,云茯苓10克,炒白术10克,当归10克,川黄连5克,炒金银花10克,白头翁10克,姜半夏5克,白芍10克,败酱草10克,炒黄芩10克,炒地榆10克。5剂。

二诊:2013年10月23日

药后腹部仍作痛,大便黏液夹血,肛门作胀,苔黄厚,脉细滑。病延药微,除寇务尽,加强清热解毒、凉血止血之力。

太子参10克,炒白术10克,广陈皮10克,炒金银花10克,白头翁10克,制大黄10克,败酱草10克,炒黄芩10克,炒枳壳10克,川黄连5克,秦皮10克,云茯苓10克,当归10克,炒白芍10克,姜半夏5克,炒地榆10克。5剂。

三诊:2013年10月28日

上方服后,大便诸象好转,但食欲不振,腹痛,舌苔薄黄且腻,脉细。治以益气健脾助运、清热解毒止痢。

太子参10克,川黄连5克,炒金银花10克,制大黄10克,炒枳壳10克,白头翁10克,广陈皮10克,败酱草10克,炒黄芩10克,炒白芍10克,姜半夏5克,炒地榆10克,云茯苓10克,炙鸡内金6克。7剂。

案例二　汪某,女,69岁。初诊:2016年5月30日

患慢性结肠炎,大便日解多次,有时便中有黏液,舌苔薄黄,脉细滑。治以健脾调中,涩肠止痢。

葛根10克,川黄连5克,炒黄芩10克,炒白术10克,云茯苓10克,炒扁豆10克,山楂炭10克,广陈皮10克,山药10克,薏苡仁30克,白头翁10克,佩兰10克,香橼皮10克,炒石榴皮10克。5剂。

二诊:2016年6月4日

上方服后,大便次数减少,中脘易饥,舌苔薄黄,脉细。治以健脾清胃为主。

葛根10克,川黄连5克,炒黄芩10克,炒白术10克,云茯苓10克,山楂炭10克,太子参10克,炒金银花10克,广陈皮10克,炒扁豆10克,白头翁10克,香橼皮10克,砂仁(后下)5克,薏苡仁30克,佩兰10克。7剂。

案例三　李某,男,62岁。初诊:2016年9月12日

患溃疡性结肠炎,大便黏液带血,腹中时痛,舌苔白厚,脉细滑。治以清热化湿,凉血止痢为主。

白头翁10克,川黄连5克,秦皮10克,广木香(后下)10克,炒枳壳10克,炒金银花10克,炒黄芩10克,炒地榆10克,葛根10克,薏苡仁30克,砂仁(后下)5克,败酱草10克,白芍10克,生地10克。5剂。

二诊:2016年9月16日

黏血便减轻,腹痛亦减,舌苔黄腻,脉细滑。除寇务尽,继以清热解毒为主,佐以健脾化湿。

白头翁10克,秦皮10克,川黄连5克,炒金银花10克,败酱草10克,广木香(后下)10克,炒白术10克,云茯苓10克,炒枳壳10克,炒黄芩10克,炒地榆10克,砂仁(后下)5克,薏苡仁30克,葛根10克。5剂。

三诊:2016年9月21日

大便尚有黏液,腹痛减轻。治以温阳健脾化湿,佐以清热止痢。

葛根10克,炒白术10克,炒枳壳10克,云茯苓10克,薏苡仁30克,炒金银花10克,败酱草10克,川黄连5克,广木香(后下)10克,白头翁10克,秦皮10克,炒黄芩10克,砂仁(后下)5克,炒地榆10克。7剂。

案例四 徐某,女,65岁。初诊:2017年3月27日

素有慢性结肠炎史,现大便不畅,泄中伴有黏液,舌苔白腻,脉细。治以健脾化湿,清热止泻。

党参10克,炒白术10克,炒枳壳10克,白头翁10克,炒金银花10克,云茯苓10克,秦皮10克,川黄连5克,薏苡仁30克,砂仁(后下)5克,干姜9克,芡实10克。10剂。

二诊:2017年4月10日

上方见效,大便之后有少量黑色黏液,腹不痛,舌苔薄黄,脉细,再用原方加减。

党参12克,炒白术10克,云茯苓10克,炒金银花10克,干姜9克,川黄连5克,白头翁10克,炒枳壳10克,砂仁(后下)5克,薏苡仁30克,秦皮10克,芡实10克,炒黄芩10克。3剂。

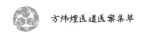

浅 析

　　慢性结肠炎多有病程长、病情反复的特点,久泻后肠道受损、伤及脾肾,出现便中夹黏液、带血等症状。中医古文献查无"泄痢"病名,但患者既有泄泻症状,又有痢疾病象,故称之为"泄痢"。方炜煌先生从治泄入手,结合治痢,获得较好疗效。泄痢初期以清热除湿,行气止痛为主;继则健脾化湿,清热止泻或健脾调中;病情较重者予温运脾肾,佐以涩肠止泻。清热解毒利腑之剂,首用川黄连、炒黄芩、炒金银花、败酱草、白头翁、炒地榆;理气行滞,通腑化浊则常用炒枳壳、木香、陈皮;健脾止泻则用薏苡仁、云茯苓;涩肠止痢则用秦皮、石榴皮;治泄痢过程中始终注重脾胃功能的维护,以党参、炒白术、怀山药等益气健脾;香橼皮、砂仁行气健脾;芡实益肾固精、补脾止泻;葛根升阳止泻;当归、白芍活血养血。他认为枳壳、川黄连、木香既可止泄,又可避免泄转痢;强调在泄痢治疗中当除寇务尽,泄止后需根据患者体质,予补中健脾或温补脾肾之品,调理体质,以资巩固。

胁 痛

　　胁痛是指以一侧或两侧胁肋疼痛为主要表现的病证。根据病因分为外感与内伤两类,以内伤者多见。内伤胁痛发病原因归纳起来有情志不遂、饮食失节、虫石郁滞、久病体虚等;病机涉及气滞、湿热、瘀血、砂石、虫积等阻滞于内,肝胆疏泄失常,不通则痛;或素体亏虚,脉络失养,不荣则痛。初起以实证为主,随病程进展,可出现虚实夹杂证或虚证。病位在肝、胆,与脾、胃、肾相关。

　　内伤胁痛之辨证当以气血为主,大抵胀痛多属气郁,疼痛呈游走无定的特点;刺痛多属血瘀,痛有定所;隐痛多属血虚,其痛绵绵。治疗上,实证多采用理气活血、清热化湿等法,虚证常以滋阴柔肝为治。

医案举隅

案例一　程某,女,54岁。初诊:2015年9月21日

慢性浅表性胃炎伴胆囊多发息肉,症见脘胁作痛,大便三日一解,舌苔薄黄,脉细。治以疏肝利胆,和胃止痛。

柴胡6克,炒黄芩10克,广郁金10克,金钱草10克,制大黄10克,太子参10克,瓜蒌仁(打)10克,炒枳壳10克,茵陈10克,苏梗5克,砂仁(后下)5克,姜半夏5克,蒲公英20克,炙鸡内金6克。7剂。

二诊:2015年10月8日

经服中药后,胁痛好转,继续利胆和胃。

柴胡6克,炒黄芩10克,太子参10克,广郁金10克,金钱草10克,制大黄10克,炒枳壳10克,茵陈10克,炒白芍10克,瓜蒌仁(打)10克,姜半夏5克,砂仁(后下)5克,麦冬10克,蒲公英20克,炙鸡内金6克,佛手10克。7剂。

案例二　朱某,女,76岁。初诊:2012年9月18日

慢性萎缩性胃炎伴有胆囊炎,泥沙样胆石症,现见胁背作胀,食后脘腹亦胀,大便解而不畅,舌苔薄黄,脉细弦。治以疏肝利胆,理气和胃。

柴胡6克,生大黄(后下)10克,金钱草30克,广郁金10克,太子参10克,炒枳壳10克,玄明粉(冲服)3克,姜半夏5克,白芍10克,瓜蒌仁(打)10克,蒲公英20克,佛手10克,炙鸡内金10克,焦三仙各10克。3剂。

二诊:2012年9月22日

上方服后,脘胁胀痛减轻,舌苔薄黄,脉细。继以原方加减。

柴胡6克,生大黄(后下)10克,金钱草30克,太子参10克,广郁金10克,炒枳壳10克,玄明粉(冲服)3克,炙鸡内金10克,川黄连5克,瓜蒌仁(打)10克,姜半夏5克,麦冬10克,佛手10克,蒲公英20克。3剂。

三诊:2012年9月25日

药后大便排出泥沙样结石四十余枚,胁背作胀减轻,中脘作痛,矢气

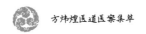

少,继以利胆和胃治之。

柴胡6克,金钱草30克,太子参10克,广郁金10克,生大黄(后下)10克,玄明粉(冲服)3克,瓜蒌仁(打)10克,炒枳壳10克,川黄连5克,姜半夏5克,炙鸡内金10克,佛手10克,蒲公英20克,炒二芽各10克。4剂。

四诊:2012年9月28日

胆石排出未净,脘胁不适。继续利胆排石,兼以调中。

柴胡6克,金钱草30克,太子参10克,广郁金10克,生大黄(后下)10克,炒枳壳10克,川黄连5克,炙鸡内金10克,姜半夏5克,瓜蒌仁(打)10克,玄明粉(冲服)3克,茵陈10克,蒲公英20克,佛手10克,海金沙(包)10克,炒二芽各10克。6剂。

五诊:2012年10月5日

药后少量胆石未尽,余症好转,唯中脘作胀,舌苔薄黄,脉细。再以清利胆石,理气健中治之。

柴胡6克,金钱草30克,太子参10克,川黄连5克,蒲公英20克,炒枳壳10克,广郁金10克,炙鸡内金10克,广木香(后下)10克,生大黄(后下)10克,佛手10克,玄明粉(冲服)4克,茵陈10克,姜半夏5克,炒二芽各10克。5剂。

案例三　吴某,女,46岁。初诊:2013年7月30日

宿患胆石症多年,脘胁时常作胀,口中异味,其他均安。证属脾胃湿热,气滞脘腹,治以芳化湿热,行气利胆。

藿香10克,薏苡仁20克,制大黄10克,川黄连5克,佩兰10克,川厚朴5克,炒枳壳10克,姜半夏5克,云茯苓10克,炒黄芩10克,金银花10克,蒲公英10克,广陈皮10克,干荷叶10克。5剂。

二诊:2013年10月9日

上方服后,脘胁作胀减轻,治以清热运中,佐以利胆。

藿香10克,茵陈10克,川黄连5克,制大黄10克,金钱草10克,川厚朴5克,炒枳壳10克,炙鸡内金6克,广郁金10克,姜半夏5克,广陈皮10

克,蒲公英10克,炒金银花10克,炒黄芩10克。5剂。

浅 析

综观3例胁痛,均以肝胆气滞、湿阻为主,引发气机不利而致。治以清热利湿,疏肝利胆。药用柴胡、川楝子、郁金、香附等舒肝和胃,行气止痛;北沙参、麦冬、生地养阴柔肝止痛;川黄连、蒲公英、炒黄芩清热泻火;大黄、玄明粉、干荷叶通腑泻热止痛;苏梗、炒枳壳理气宽中止痛,诸药共奏通腑泻热,理气止痛之效。更配太子参、炙鸡内金、焦三仙健脾消导,以固后天之本。

头 痛

头痛是以自觉头部疼痛为特征的一种病症。可单独出现,亦可伴见于一些急慢性疾病的过程中。按发病原因可分为外感头痛和内伤头痛。外感六淫之邪上犯巅顶,清阳受阻,气血凝滞,阻遏络道而致头痛;内伤诸疾,导致气血逆乱,瘀阻经络,脑失所养而生。临床辨证既应注意头痛的不同特点,同时还应结合体质类型及有关兼证全面分析,以明确诊断。外感头痛多属实证,治以祛风散邪为主;内伤头痛大多起病缓慢,痛势较缓,常呈虚实夹杂之证,治以平肝、滋阴、补气、养血、祛瘀、化痰等法。

医案举隅

案例一 陈某,女,56岁。初诊:2014年1月9日

素有高血压病史。证属阴虚肝风内动,头顶胀痛伴头晕,心烦急躁,大便难解,舌苔薄黄,脉细弦。治以平肝息风,养阴清热。

天麻片(先煎)10克,钩藤10克,桑寄生10克,甘菊6克,川牛膝10克,生地10克,白芍10克,炒枳壳10克,僵虫10克,炒山栀10克,泽泻10克,制大黄10克,炒黄芩10克,玄参10克。7剂。

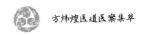

二诊：2014年1月15日

阴亏肝火上升，头痛减轻，大便尚难解，舌苔薄黄，脉细弦。治以养阴息风，通腑泄热。

天麻片（先煎）10克，钩藤10克，桑寄生10克，甘菊6克，川牛膝10克，生地20克，白芍10克，炒枳壳10克，制大黄12克，火麻仁（打）10克，泽泻10克，炒山栀10克，僵虫10克，丹皮10克，麦冬10克，炒黄芩10克。7剂。

案例二　胡某，女，78岁。初诊：2014年4月4日

风热上犯，头痛，咽赤，口干，纳少，精神疲惫，苔薄黄，脉细弦。治以疏风清热调中。

桑叶10克，甘菊10克，川黄连5克，赤芍10克，板蓝根20克，桔梗5克，制大黄10克，连翘10克，竹叶10克，金银花10克，玄参10克，炒黄芩10克，焦三仙各10克，炒枳壳10克，炙鸡内金6克，生甘草6克。5剂。

二诊：2014年4月8日

上方服后，头痛减轻，口干，泛吐清水，下肢无力，舌苔薄黄，脉细滑。治以宣解，佐以调中。

薄荷（后下）5克，桑叶10克，板蓝根20克，炒黄芩10克，炒枳壳10克，连翘10克，瓜蒌仁（打）10克，金银花10克，川厚朴5克，制大黄10克，炒山栀10克，川黄连5克，炙鸡内金6克，焦三仙各10克。5剂。

案例三　梅某，女，45岁。初诊：2017年5月25日

血亏头部作痛，月经两月未至，夜卧多梦，大便偏干，潮热出汗，舌苔薄黄，脉细。治以养血安神，益气健脾，意在交通心肾。

太子参10克，炒白术10克，当归10克，白芍10克，炙龟板（先煎）12克，酸枣仁10克，浮小麦30克，生地10克，僵虫10克，茯神10克，山萸肉10克，川芎5克，生槐花10克，枸杞子10克，麦冬10克，生甘草6克。10剂。

二诊：2017年6月10日

药后头痛减轻,夜梦减少,心烦盗汗,大便偏干,舌苔薄黄,脉细数。治以养阴清热,宁心安神。

生地10克,山萸肉10克,炙龟板(先煎)12克,当归10克,白芍10克,酸枣仁10克,生槐花10克,浮小麦30克,茯神10克,知母10克,炒枳壳10克,僵虫10克,麦冬10克,丹皮10克,川芎10克,生甘草6克。10剂。

三诊:2017年7月1日

上方服后,头痛、心烦、失眠多梦均减轻,伴有痔疮,舌苔薄黄,脉细弦。证属肾阴虚,虚风上扰。治以滋阴平肝,养心安神。患者要求以膏方调治。

天麻片50克,生地100克,山萸肉50克,酸枣仁100克,女贞子50克,白芍50克,僵虫50克,当归50克,佛手50克,茯神50克,浮小麦100克,麦冬50克,炒枳壳50克,生槐花50克,金银花50克,生甘草30克,龟甲胶250克,鹿角胶50克。

浓煎收膏,每天早晚冲服一匙,前后共服调治膏方3料,头痛诸症未再复作。

浅　析

外感头痛常见风寒头痛、风热头痛、风湿头痛等证型。风热头痛以桑叶、防风、菊花、薄荷等为主药,疏风清热,清利头目;风寒头痛常用细辛、白芷、川芎等祛风散寒止痛;风湿头痛常用防风、蒿本、羌活等祛风渗湿。内伤头痛多见气血亏虚,虚风上扰及阴虚阳亢,肝风内动等证型,可分别予归脾丸、天麻钩藤饮等加减治疗。方炜煌先生治疗头痛常用药对,如桑叶配菊花清轻上扬,共奏疏风清热、透达在表之邪气;菊花配牛膝一清一补,引肝火下行,使肝气得疏,肝血得补;地黄配白芍补阴同时敛阴,养血补虚同时柔肝止痛。对于内伤头痛多用膏方调理,以防复发。

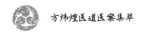

眩 晕

眩指眼花,晕为头晕,统称"眩晕"。《证治心得》中曰:"眩者视物皆黑,晕者视物皆转,二者兼有,方名眩晕。"临床上轻者闭目即止,重者如坐车船,旋转不定,不能站立。其病因与感受六淫之邪、情志不舒、饮食不节、痰饮内停或体虚久病、失血劳倦及外伤等因素密切相关。实证多病程较短、起病急剧,常伴呕吐痰涎、面赤头痛,或口苦口干、急躁易怒,或头重昏蒙、胸闷呕恶;以平肝潜阳、祛风化痰、活血祛瘀等法为主治疗。虚证多病程较长,反复发作,遇劳即发,常或伴神疲倦怠、气短懒言,或腰膝酸软、耳鸣、眼睛干涩、脉虚弱无力等症;治以补气养血、填精生髓等法为主。

医案举隅

案例一 胡某,男,44岁。初诊:2016年7月8日

劳累过度,气血亏损,头昏时作,精神疲乏,心慌,血压低,95/56毫米汞柱,舌苔薄白,脉细弱。治以益气活血,调养心脾,建议去医院进一步检查,随诊。

炙黄芪10克,太子参10克,麦冬19克,丹参10克,炒白术10克,云茯苓10克,五味子10克,当归10克,白芍10克,川芎5克,熟地10克,广木香(后下)10克,红景天10克,枸杞子10克。7剂。

二诊:2016年7月18日

心脾两亏,头昏心慌,四肢乏力,血压低(90/60毫米汞柱)。上方服后,头昏、心慌略减,舌苔薄黄,脉细。治以益气补血,养心健脾,方用八珍汤增减。注意休息,防止劳累过度。

炙黄芪10克,太子参10克,炒白术10克,麦冬10克,丹参10克,云茯苓10克,当归10克,川芎5克,熟地10克,广木香(后下)10克,白芍10克,红景天10克,五味子10克,玉竹10克,炙甘草9克。10剂。

案例二　江某,女,85岁。初诊:2017年5月19日

血压160/75毫米汞柱。阴虚肝旺,头晕,目眩,口苦,甚则泛恶,两便正常,食入作胀,舌苔薄黄,脉细弦。治以滋阴潜阳,平肝息风为主。

天麻片(先煎)10克,钩藤10克,怀牛膝10克,川黄连5克,生地10克,白芍10克,甘菊6克,炙龟板(先煎)12克,泽泻10克,炙鸡内金6克,姜半夏5克,麦冬10克,煅龙骨(先煎)30克,煅牡蛎(先煎)30克,炒枳壳10克。5剂。

二诊:2017年5月23日

上方服后,头晕、目眩好转,口苦,舌苔薄黄,脉细弦。治以滋肾平肝。

怀牛膝10克,甘菊6克,炙龟板(先煎)12克,白芍10克,川黄连5克,生地10克,煅龙骨(先煎)30克,煅牡蛎(先煎)30克,泽泻10克,姜半夏5克,麦冬10克,炙鸡内金6克,炒枳壳10克,天麻片(先煎)10克,桑叶10克,女贞子10克。5剂。

浅　析

眩晕病情不一,病因病机迥异。辨证准确,对证下药,疗效立显。案一为气虚清阳不展,血虚脑失所养而眩晕;主以益气活血,调养心脾,方用八珍汤为主益气补血,加用黄芪补气健脾,麦冬、枸杞子、五味子滋肾生津,丹参、红景天活血益气,木香行气止呕。案二为肝肾不足,阴虚火旺,肝阳上亢所致,治以滋阴潜阳,平肝息风;药用天麻钩藤饮合左归丸加减,并佐以黄连苦寒坚阴,川牛膝配菊花引火下行。

水　肿

水肿是指体内水液潴留,泛滥肌肤,引起头面、眼睑、四肢、腹背甚至全身水肿,严重者还可伴有胸腔积液、腹腔积液等。中医认为水液的运行是通过肺气的通调、脾气的转输和肾气的开阖,发挥三焦决渎和膀胱气化

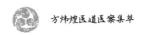

作用,从而使水液运行全身;反之,肺、脾、肾三脏功能障碍,三焦决渎无权,膀胱气化不利,则可致水湿泛滥而成水肿。风邪外袭、雨湿浸淫、饮食不节等因素所致水肿多为阳水,劳倦内伤致脾肾亏虚而成者多为阴水。《金匮要略·水气病》指出:"诸有水者,腰以下肿,当利小便;腰以上肿,当发汗乃愈。"治水肿有发汗、利尿、逐水及益气健脾、温肾降浊等法,临证视病情,或一法独进,或数法合施,择善运用。

医案举隅

案例一　鲍某,女,77岁。初诊:2016年6月10日

气虚水肿,疲劳之后,下肢水肿加重,腰部作痛,舌淡苔白,脉细。治以益气健脾,利水消肿。

生黄芪30克,炒白术10克,猪、茯苓各10克,熟地10克,当归10克,广陈皮10克,泽泻10克,汉防己10克,白芍10克,薏苡仁30克,砂仁(后下)5克,丹参10克,冬瓜皮10克,赤小豆30克,陈葫芦10克。7剂。

二诊:2016年6月16日

脾肾两亏,下肢水肿大减,右足底痛,腰部酸痛,血压128/80毫米汞柱,舌苔薄黄且腻,脉细。治以健脾补肾,利水消肿。

生黄芪30克,炒白术10克,熟地10克,广陈皮10克,汉防己10克,丹参10克,猪、茯苓各10克,砂仁(后下)5克,当归10克,白芍10克,薏苡仁30克,车前子10克,泽泻10克,玉竹10克,冬瓜皮10克,赤小豆30克。7剂。

案例二　丁某,女,46岁。初诊:2016年8月31日

脾虚湿盛,面目水肿,身重如裹,神疲乏力,大便不实,舌苔薄白且腻,脉细缓。治以益气健脾,芳化祛湿。

党参10克,炒白术10克,茯苓10克,薏苡仁30克,藿香10克,广陈皮10克,车前子(包)10克,六一散(包)10克,佩兰10克,姜半夏5克,泽泻10克,丹参10克,白蔻仁5克,川厚朴5克。7剂。

二诊：2016年9月8日

上方服后，身重疲乏、面目水肿、大便稀均有好转，舌苔薄黄且腻，脉细。治以健脾化湿，佐以行气消肿。

党参10克，炒白术10克，广陈皮10克，藿香10克，茯苓10克，车前子（包）10克，姜半夏5克，泽泻10克，薏苡仁30克，川厚朴5克，佩兰10克，白蔻仁（后下）5克，丹参10克，山楂炭10克。7剂。

案例三　马某，女，38岁。初诊：2017年8月24日

气虚，水湿失化，水肿，下肢尤甚，舌苔薄白，脉细滑。治以益气健脾，利湿消肿。

生黄芪30克，带皮苓30克，炒白术10克，桔梗5克，苏叶9克，木瓜10克，槟榔10克，广陈皮10克，薏苡仁30克，六一散（包）10克，冬瓜皮10克，吴茱萸2克，大腹皮10克，川木通9克。7剂。

二诊：2017年9月1日

上方服后，全身水肿减轻，多汗，舌苔薄黄，脉细。治以原方加减。

生黄芪30克，苏叶9克，桔梗5克，木瓜10克，广陈皮10克，槟榔10克，炒白术10克，带皮苓30克，大腹皮10克，冬瓜皮10克，川木通9克，吴茱萸2克，泽泻10克，炙甘草9克。7剂。

浅　析

本节3例水肿多因脾虚、气虚、水湿内停所致。分析方炜煌先生用药，多以黄芪、白术、太子参益气健脾，补后天之本为重，其中黄芪为补气之要药，善补肺脾之气，与太子参、白术相合，加强中焦补脾气运化水湿之权，为三焦水道通畅之关键；配以当归、丹参补血活血以助行气；常配汉防己利水消肿，偏治下半身水肿；防风发汗解表，偏治面目水肿；桔梗宣肺、苏叶理气和中、陈皮理气健脾，增强肺输脾运之力；木瓜健脾化湿，再伍带皮苓、泽泻、薏苡仁、玉米须、冬瓜皮增强利水消肿作用，祛湿又可健脾；枳壳、大腹皮行气宽中，槟榔下气行水，疏通水道；暑热天气，再加藿香、佩兰

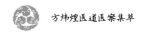

芳香化湿。综观组方均以益气健脾、利水退肿为核心。

术后调理

手术治疗是有效解决病痛的重要手段,但手术引发的紧张、焦虑情绪,局部或全身麻醉对脾胃功能的影响,刀口局部经络、气血的瘀滞及失血过多等因素,可导致体质下降,直接影响患者术后康复;大多数患者在术后常出现不同程度的神疲乏力、腰背酸痛、纳食减少、食入腹胀、脘腹胀满、肢体软弱、大便秘结、心慌失眠等症状,甚至出现焦虑、抑郁情绪。中医补气血、健脾胃、通调气机等方法,在促进术后胃肠功能恢复、补益气血、调理情志等方面均有显著效果,能帮助患者术后康复。

医案举隅

案例一　刘某,女,70岁。初诊:2012年8月20日

胆囊二次手术后,体虚,下肢水肿,腹中气扰作胀,大便不畅,手心发热,舌苔黄腻,脉细。治以健脾化湿,行气消胀。

生黄芪30克,炒白术10克,大腹皮10克,茯苓皮10克,泽泻10克,汉防己10克,地骨皮10克,川黄连5克,金银花10克,桔梗5克,六一散(包)10克,木瓜10克,丹参10克,槟榔10克,苏叶5克,吴萸2克。5剂。

二诊:2012年8月26日

血亏,胆胃不和,头昏耳鸣,口苦,大便已通,下肢水肿,舌苔中黄,脉细。治以扶正调中,清利湿热。

炒白术10克,茯苓皮10克,川黄连5克,泽泻10克,姜半夏5克,炒枳壳10克,炒金银花10克,木瓜10克,炒白芍10克,金钱草10克,生黄芪30克,汉防己10克,枸杞子10克,炙鸡内金6克,当归10克,川厚朴5克,炒二芽各10克。5剂。

三诊:2013年6月13日

相隔不到一年,再行脾脏切除术,术中出血较多,症见怕冷,嗳气,纳食不旺,舌苔薄白,脉细。治以养血调中。

太子参10克,当归10克,广陈皮10克,白芍10克,炒白术10克,炒枳壳10克,广郁金10克,炒川楝子10克,姜半夏5克,炙鸡内金6克,茯苓10克,炒二芽各10克,阿胶珠10克,佛手5克。5剂。

四诊:2013年6月21日

上方服后,怕冷、腹胀减轻,纳食乏味,反酸,舌苔薄白,脉细。治以健脾调中。

太子参10克,炒白术10克,广陈皮10克,乌贼骨10克,茯苓10克,炙鸡内金6克,炒枳壳10克,炒二芽各10克,姜半夏5克,炒川楝子10克,广郁金10克,佛手10克,当归10克,炒白芍10克,制香附5克,金钱草10克。5剂。

案例二　余某,女,46岁。初诊:2016年6月10日

肛痔手术后两旬,体质未复,气血并亏,精神易疲,面部上釉,舌苔薄白,脉细。治以益气健脾,佐以疏肝行滞。

柴胡6克,太子参10克,当归10克,白芍10克,玫瑰花10克,炒枳壳10克,生地10克,阿胶珠10克,炒白术10克,茯苓10克,炙鸡内金6克,绿萼梅6克,麦冬10克,炙黄芪10克。10剂。

二诊:2016年6月20日

上方服后,精神好转,大便先硬后稀,面部上釉,舌苔薄白,脉细。治以益气血,健脾胃。

柴胡6克,太子参10克,炒白术10克,茯苓10克,玫瑰花10克,生地10克,白芍10克,薏苡仁30克,丹参10克,绿萼梅10克,山楂炭10克,炒枳壳10克,炙鸡内金6克,川黄连5克,三七粉(分吞)3克。10剂。

案例三　余某,女,47岁。初诊:2017年9月1日

胃部分切除术后近两年,近因胰腺炎住院治疗,症见头昏,神疲乏力,心慌多汗,舌苔薄黄,脉细。治以健脾和胃,佐以养血柔肝。

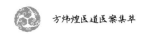

太子参 10 克，炒白术 10 克，当归 10 克，姜半夏 5 克，麦冬 10 克，广陈皮 10 克，茯苓 10 克，炒枳壳 10 克，炙鸡内金 6 克，蒲公英 10 克，焦三仙各 10 克，川黄连 5 克，白芍 10 克，佛手 10 克。7 剂。

二诊：2017 年 9 月 7 日

上方服后，精神疲惫好转，舌苔薄黄，脉细。治以健脾养血为主。

生黄芪 10 克，当归 10 克，太子参 10 克，白芍 10 克，川黄连 5 克，蒲公英 10 克，炒枳壳 10 克，茯苓 10 克，炒白术 10 克，炙鸡内金 6 克，麦冬 10 克，佛手 10 克，生地 10 克，焦三仙各 10 克，夜交藤 10 克。7 剂。

三诊：2017 年 9 月 14 日

经中药调理，精神好转，中脘较舒，头昏减轻，夜卧不安，舌苔薄黄，脉细。治以健脾养血，佐以宁心安神善后。

生黄芪 10 克，当归 10 克，太子参 10 克，炒白术 10 克，川黄连 5 克，蒲公英 10 克，炒枳壳 10 克，茯神 10 克，白芍 10 克，姜半夏 5 克，麦冬 10 克，酸枣仁 10 克，夜交藤 10 克，炙鸡内金 6 克，佛手 10 克，焦三仙各 10 克。7 剂。

浅 析

方炜煌先生把顾护脾胃，恢复后天之本作为术后调理的主要方法，认为脾土健运既能增强水谷精微运化能力，又可促进药物吸收，保障手术创面的修复和身体康复。本节所载病案手术类型及术后时间都不统一，但患者均存在不同程度的气血亏虚，调理重心均在益气养血、健脾和胃、宁心安神，兼顾清利湿热、疏肝理气、活血化瘀、行气通腑。常用黄芪、当归、阿胶珠、三七粉益气养血活血，太子参、炒白术、茯苓益气健脾，焦三仙、炙鸡内金消食健胃，炒枳壳、佛手、陈皮行气通腑；并采取"话疗＋药疗"综合调理手段，帮助患者树立战胜疾病的信心，消除恐惧情绪，为术后康复起到了积极作用。

血 证

　　凡血液不循常道,上溢于口鼻诸窍,下出于二阴,或渗于肌肤的病证,统称"血证"。血证病机有火旺、气逆迫血妄行;有寒凝、气滞、血瘀致血行缓慢,瘀阻脉内;亦有气虚,气不摄血或血虚,血不养脉所致。出血部位不同,临证分别称之为咳血、衄血、唾血、咯血、吐血、便血、尿血等。《血证论》曰:"惟以止血为第一要法,血止之后,其离经而未吐出者,是为瘀血,……故以消瘀为第二法;止吐消瘀之后,又恐血再潮动,则须用药安之,故以宁血为第三法;……去血既多,阴无有不虚者矣,……故又以补虚为收功之法,四者乃通治血证之大纲。"故无论何种出血,均以"止血、祛瘀、宁血、补虚"为"治血"四步骤。

医案举隅

　　案例一　汪某,女,72岁。初诊:2015年4月4日

　　小肠不明原因出血,大便隐血(+++)。多年来经中西医治疗,疗效不显,伴有慢性浅表性胃炎,舌苔薄黄,脉沉细。血压120/60毫米汞柱,贫血严重,勉以益气健脾,化瘀止血为主。

　　太子参10克,炒白术10克,云茯苓10克,炙黄芪10克,白及片10克,仙鹤草10克,广陈皮10克,炒枳壳10克,蒲公英10克,姜半夏5克,麦冬10克,川黄连5克,三七粉(分吞)3克,丹参10克。7剂。

　　二诊:2015年4月23日

　　服上方后,便血好转,大便偏稀,舌苔薄白,脉细。治以益气健脾,化瘀止血,佐以清热消炎。

　　太子参10克,炒白术10克,云茯苓10克,炙黄芪10克,广陈皮10克,炒枳壳10克,仙鹤草10克,白及片10克,三七粉(分吞)3克,蒲公英10克,川黄连5克,丹参10克,姜半夏5克,麦冬10克,炒二芽各10克。7剂。

三诊：2015年4月30日

便血未见复发，大便尚稀，夜卧欠安，精神尚佳，舌苔薄黄，脉细。治以健脾统血，佐以宁络止血。

炙黄芪10克，太子参10克，炒白术10克，云茯苓10克，川黄连5克，蒲公英10克，炒枳壳10克，仙鹤草10克，白及片10克，三七粉（分吞）3克，丹参10克，炒黄芩10克，姜半夏5克，麦冬10克，炒二芽各10克。7剂。

案例二 程某，男，50岁。初诊：2015年5月24日

胃热气滞，经常打呃，今日大便黑色，舌苔薄黄，脉细。治以清热和胃，佐以化瘀止血。

川黄连5克，蒲公英10克，炒枳壳10克，三七粉（分吞）3克，丹参10克，广陈皮10克，姜半夏5克，乌贼骨10克，白及片10克，炒黄芩10克，云茯苓10克，炒金银花10克，败酱草10克，炙鸡内金6克。3剂。

二诊：2015年5月27日

胃出血已止，腹部嘈杂减轻，继续清胃和血。

川黄连5克，蒲公英10克，炒枳壳10克，三七粉（分吞）3克，丹参10克，广陈皮10克，姜半夏5克，麦冬10克，白及片10克，乌贼骨10克，炒黄芩10克，炒金银花10克，炙鸡内金6克，炒二芽各10克。5剂。

三诊：2015年5月31日

胃恙好转，大便转黄，舌苔薄黄，脉细。治以健脾清胃。

太子参10克，炒白术10克，姜半夏5克，云茯苓10克，广陈皮10克，川黄连5克，蒲公英10克，炒枳壳10克，三七粉（分吞）3克，乌贼骨10克，丹参10克，白及片10克，炒金银花10克，炒黄芩10克，炙鸡内金10克，生甘草6克。5剂。

案例三 程某，女，48岁。初诊：2015年7月20日

胃镜检查：糜烂性胃炎伴出血，症见中脘压痛且胀，大便时黑，头昏神疲，舌苔薄白，脉细。治以健脾理气，清血和胃，佐以活血化瘀。

太子参10克，炒白术10克，姜半夏5克，广陈皮10克，蒲公英10克，

丹参10克,乌贼骨10克,白及片10克,炒枳壳10克,三七粉(分吞)3克,川黄连5克,瓜蒌皮10克,炙鸡内金6克,当归10克,白芍10克,炒二芽各10克,徐长卿10克。10剂。

二诊:2015年8月2日

上方服后,胃痛好转,大便转黄。治以健脾养胃。

太子参10克,炒白术10克,广陈皮10克,川黄连5克,丹参10克,蒲公英10克,炒枳壳10克,三七粉(分吞)3克,乌贼骨10克,白及片10克,瓜蒌皮10克,姜半夏5克,徐长卿10克,炒黄芩10克,云茯苓10克,败酱草10克,炙鸡内金6克。10剂。

案例四　张某,男,19岁。初诊:2015年7月29日

鼻衄症断续年余,舌苔薄白,脉细。治以养阴清热,宁络止血。

生地20克,白芍10克,炒黄芩10克,侧柏炭10克,白及片10克,炒山栀10克,藕节炭20克,白茅根10克,丹皮10克,怀牛膝10克,三七粉(分吞)6克,仙鹤草10克,旱莲草10克,玄参10克,阿胶珠10克。5剂。

二诊:2015年8月6日

服上方期间,鼻衄发作一次,量少,舌苔薄黄,脉细数。治以养阴清热,佐以宁络止血。

怀牛膝10克,生地20克,炒黄芩10克,侧柏炭10克,藕节炭20克,白及片10克,白茅根10克,丹皮10克,炒山栀10克,阿胶珠10克,白芍10克,玄参10克,三七粉(分吞)6克,旱莲草10克,石斛10克。7剂。

浅　析

《景岳全书·血证》中曰:"盖脾统血,脾气虚则不能收摄;脾化血,脾气虚则不能运化。是皆血无所主,因而脱陷妄行。"本节载述医案4例,其中便血3例,多具劳倦过度,脾胃受损;或胃热气滞,郁火犯脾,脾失统摄,血无所归,下注而便血。多用益气健脾,理气和胃之品,再以乌贼骨、白及等收敛止血,尤喜用白及,认为其具有去腐生肌作用,可修复出血灶。反复

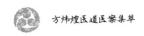
鼻出血1例,为阴血亏虚,虚火上炎,迫使血液离经妄行,治以养阴清热,宁络止血,采用生地、玄参、阿胶珠、白芍、旱莲草养阴补血,滋生化之源;取牛膝引热下行;用炒黄芩、山栀清热泻火;用侧柏炭、白及、藕节炭、白茅根、丹皮、三七粉、仙鹤草凉血止血。气为血之帅,气行则血行,血证善后常采用益气、行气、养血、健脾药物以益气摄血,养血活血,健脾生血,此乃治血之正道也。

汗　证

汗证是指由于阴阳失调,营卫不和,腠理开阖不利,而引起汗出过多或出汗时间及颜色异常的病证。天气炎热、穿衣过暖、渴饮热汤、劳动奔走或服发散药等之出汗,量不多均属正常现象。病理性出汗有自汗、盗汗、脱汗、战汗、黄汗等类型。时时汗出,动辄更甚者为自汗;睡中汗出,醒来即止者为盗汗;大汗不止或汗出如油,肢冷息微者为脱汗;急性热病中恶寒战栗而后汗出者为战汗;汗色发黄而染衣者为黄汗。汗证辨证当分虚实、寒热;治疗以"虚者补之,脱者固之,实者泄之,热者清之,寒者热之"为原则。

医案举隅

案例　陈某,男,44岁。初诊:2016年8月28日

气阴并亏,头昏,乏力,汗出较多,心慌阵作,舌苔薄黄,脉虚弱。汗为心之液,汗出过多,心液不足则心慌,治以益气养阴,佐以宁心敛汗。

西洋参片4克,生黄芪30克,生地10克,麦冬10克,当归10克,白芍10克,云茯苓10克,玉竹10克,柏子仁10克,浮小麦60克,煅牡蛎(先煎)30克,五味子6克,枸杞子10克,麻黄根10克。10剂。

二诊:2016年9月7日

上方服后,精神好转,出汗亦减,舌苔薄白,脉细,治以益气健脾,佐补

血宁心以固其效。

生黄芪30克,太子参10克,炒白术10克,怀山药10克,当归10克,浮小麦30克,玉竹10克,白芍10克,柏、枣仁各10克,五味子10克,麦冬10克,山萸肉10克,云茯苓10克,川芎5克,枸杞子10克。10剂。

浅　析

本案属气阴(血)两虚,气虚卫外不固,则腠理开泄而汗出;阴血虚不能养心,则见心慌、乏力;气血亏虚不能上承头目则头昏。治以益气养阴敛汗,健脾养心安神。药用太子参、黄芪、茯苓、山药补脾,生有形之源;用当归、白芍、生地、柏子仁、酸枣仁补血宁心;用枸杞子、山萸肉、玉竹、麦冬滋肾阴,护心津;用浮小麦、麻黄根、五味子、煅牡蛎敛阴止汗。二诊后诸症缓解,疗效显著。

耳　鸣

中医称耳鸣为"蝉鸣""聊啾""耳虚鸣"等,是患者主观感觉耳内有响声,轻者如蝉之鸣,重者声如战鼓,多为脏腑功能失调所致。《灵枢·脉度》言:"肾气通于耳,肾和则耳能闻五音矣。"耳是肾的外窍,依赖于肾气的充养,肾精亏虚、肾阳不足、心肾不交均可引起耳鸣;手足少阳经皆循行入耳,肝胆升发,阳气盛于上,循经鼓动耳窍,可发为耳鸣;肝肾阴虚时,虚火上炎,耳窍失养可致耳鸣;脾气虚、脾虚湿困,水谷精微不得上乘,亦可导致耳鸣。

医案举隅

案例一　周某,男,45岁。初诊:2012年11月20日

恙久肾亏,耳窍失聪,耳鸣甚作,时发腰酸,舌淡红,脉细尺部无力。治以补肾养阴,通窍复聪。

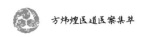

熟地10克,山萸肉10克,山药10克,炙龟板(先煎)10克,煅龙骨、牡蛎(先煎)各20克,煅磁石(先煎)30克,白芍10克,姜半夏5克,五味子10克,云茯苓10克,橘红10克,炙远志5克,石菖蒲5克,泽泻10克,水牛角10克。7剂。

二诊:2012年11月28日

耳鸣、腰酸减轻,舌淡红,脉细。治以补益肝肾。

熟地20克,山萸肉10克,怀牛膝10克,炙龟板(先煎)10克,炒杜仲10克,煅磁石(先煎)30克,煅龙骨、牡蛎(先煎)各20克,五味子10克,炒白芍10克,泽泻10克,云茯苓10克,阿胶珠10克,川续断10克,炙甘草6克。7剂。

案例二　陈某,女,76岁。初诊:2016年2月17日

肝肾阴亏,症见脑轰耳鸣,夜卧不安,舌苔薄黄,脉细弦。治以滋肾柔肝,佐以宁心通窍。

熟地10克,山萸肉10克,炙龟板(先煎)12克,煅磁石(先煎)30克,川黄连5克,酸枣仁10克,茯神10克,白芍10克,泽泻10克,怀牛膝10克,煅龙骨、牡蛎(先煎)各20克,炙远志5克,夜交藤10克,丹参10克,玄参10克。7剂。

二诊:2016年2月23日

阴亏肝阳上升,头昏耳鸣,夜卧好转,舌苔薄黄,脉细弦。治以滋阴平肝。

生地10克,山萸肉10克,怀牛膝10克,炙龟板(先煎)12克,酸枣仁10克,茯神10克,煅磁石(先煎)30克,白芍10克,夜交藤10克,泽泻10克,煅龙骨、牡蛎(先煎)各20克,玄参10克,川黄连5克,甘菊6克,姜半夏5克。5剂。

浅　析

本证两位患者均为肝肾阴虚,耳窍失聪,但案一又见腰酸,舌淡红,尺脉无力,呈现肾虚,外腑不固;案二为阴虚阳亢,心神受扰所致。主方用药

牛膝、龟板、熟地、山萸肉、白芍、磁石、龙骨、牡蛎共奏滋阴潜阳之功效,佐以泽泻清利,防补药生热。此外,案一重用杜仲、川续断补益肝肾、强筋壮骨;阿胶珠配五味子滋阴养血。案二重用酸枣仁、茯神、夜交藤、远志宁心安神;佐以黄连清心火,用丹参、熟地以润黄连燥动之性,既补肾水又清心火,达心肾相交之功。诚为精心辨治,药专效宏。

腰　痛

腰痛是指以腰部一侧或两侧疼痛为主要症状的一种病症。《杂病源流犀烛·腰脐病源流》指出:"精气虚而邪客病也。……肾虚其本也,风寒湿热痰饮,气滞血瘀闪挫其标也,或从标,或从本,贵无失其宜而已。"腰痛辨证首宜分辨外感内伤、寒热虚实。大抵感受外邪、外伤所致者,发病多急,腰痛明显,其证多属实;治宜祛邪通络,根据风湿、寒湿、湿热的不同而分别处理。内伤腰痛起病隐匿,以腰部酸胀、隐痛,或伴下肢酸麻无力,多为虚证或虚实夹杂之证,有反复发作的特点;治宜补肾壮腰,夹气滞血瘀者宜加强活血行瘀、通络止痛之品。肾虚为腰痛常见因素,善后治疗还须调摄肾气,以巩固疗效,防病情反复。

医案举隅

案例一　陈某,男,62岁。初诊:2015年11月1日

腰椎间盘突出,股骨颈部骨质增生。现腰及尾骶部牵引足胫疼痛,舌苔薄黄,脉细。治以补肾温经,活血通络,仿阳和汤加减。

怀牛膝10克,制乳香、没药各6克,熟地20克,鹿角胶(化冲)10克,炒白术10克,干姜10克,云茯苓10克,砂仁(后下)5克,炒白芥子10克,蜈蚣2条,土鳖虫10克,上安桂2克,炒杜仲10克,川红花9克,炙甘草6克。7剂。

二诊:2015年11月9日

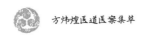

　　上方服后,腰痛好转,唯右侧下肢肌肉酸胀,脚部麻痹。治以补肾活络。

　　怀牛膝10克,熟地30克,鹿角胶(化冲)10克,干姜10克,炒白芥子10克,威灵仙10克,炒白术10克,云茯苓10克,蜈蚣2条,土鳖虫10克,木瓜10克,砂仁(后下)5克,淫羊藿10克,川红花9克,炒杜仲10克,炙甘草9克。7剂。

　　案例二　王某,男,51岁。初诊:2017年3月4日

　　证属脾肾两亏,腰部酸痛乏力,四肢厥冷,夜尿较多,舌苔薄白,脉细。治以益气健脾,佐以补肾壮腰。

　　炙黄芪10克,山药10克,太子参10克,炒白术10克,云茯苓10克,煨益智仁10克,炒杜仲10克,三七粉(分吞)3克,补骨脂10克,淫羊藿10克,桑寄生12克,熟地10克,砂仁(后下)5克,川续断10克,枸杞子10克。5剂。

　　二诊:2017年3月8日

　　上方服后,腰背酸痛减轻,夜尿次数减少,精神好转,四肢冷,舌苔薄黄,脉细尺弱。治以健脾补肾。

　　黄芪10克,太子参10克,炒白术10克,云茯苓10克,熟地10克,砂仁(后下)5克,炙补骨脂10克,淫羊藿10克,仙茅10克,炒杜仲10克,煨益智仁10克,桑寄生10克,枸杞子10克,川续断10克。5剂。

浅　析

　　本节所载医案均有肾虚表现,足见肾虚是腰痛的常见病机。方炜煌先生常仿阳和汤之意组方,以熟地、杜仲、牛膝、川续断、桑寄生补肝肾,强筋骨;鹿角胶、补骨脂、淫羊藿、益智仁、肉桂、干姜温阳散寒,温通血脉;白芥子力可达皮里膜外,温化寒痰,通络散结;太子参、炒白术、茯苓、黄芪益脾肾,资元气,以固后天之本;用红花、桃仁、土鳖虫、当归、三七活血散瘀止痛;对痰湿所伤,腰腿麻木者,用桑寄生、威灵仙等祛除风湿,通

络止痛,共奏宣化寒凝而通经脉、补养精血而扶阳气之效,治疗腰痛每每获效。

淋　证

淋证是指以小便频数短涩,滴沥刺痛,欲出未尽,小腹拘急,或痛引腰腹为主要表现的病证。《诸病源候论》曰:"诸淋者,由肾虚而膀胱热故也。"其病位在肾与膀胱,基本病机为湿热蕴结下焦,肾与膀胱气化不利。根据表现淋证常分为石淋、气淋、血淋、膏淋、劳淋,合称"五淋"。临床所见淋证初起,大多与"热"有关,石淋、血淋、膏淋与"热"的关系尤为密切,日久则由实转虚,成虚实夹杂之证。治应详辨虚实,分清标本缓急,以"实则清利,虚则补益"为基本治则。

医案举隅

案例一　宋某,女,45岁。初诊:2015年8月25日

肾亏,膀胱蓄热,尿频、尿急、尿痛,腰部酸痛,舌苔薄黄,脉细数。治以养阴补肾,清热利尿。

怀牛膝10克,熟地10克,山萸肉10克,怀山药10克,泽泻10克,车前子(包)10克,黄柏5克,六一散(包)10克,知母5克,阿胶珠10克,茯苓10克,海金沙10克,金银花10克,金钱草10克。7剂。

二诊:2015年9月12日

上方服后,尿频、尿急已愈,唯腰部酸痛,带下颇多,月经提前,舌苔薄黄,脉细。再以补肾清热利湿治之。

怀牛膝10克,熟地10克,山萸肉10克,泽泻10克,车前子(包)10克,黄柏10克,阿胶珠10克,知母5克,六一散(包)10克,金银花10克,蛇舌草10克,炙龟板10克,山药10克,女贞子10克。7剂。

案例二　戴某,女,77岁。初诊:2017年10月22日

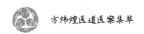

脾肾并亏,膀胱失约,小便难忍,神疲乏力,大便干燥,舌苔白腻,脉沉细。治以健脾补肾,缩尿通便。

党参10克,炙黄芪12克,炙龟板(先煎)12克,煨益智仁10克,怀山药10克,火麻仁10克,炒枳壳10克,茯苓10克,煅龙骨(先煎)30克,桑螵蛸10克,炙升麻6克,柏子仁10克,炒白术10克,炙甘草6克。5剂。

二诊:2017年10月26日

上方服后,小便失禁略有好转,大便干燥减轻,口干,舌苔薄黄,脉细。治以益气补肾,以固膀胱气化功能。

党参10克,炙黄芪10克,炙龟板(先煎)12克,煨益智仁10克,煅龙骨(先煎)30克,炒白术10克,柏子仁10克,茯苓10克,炙升麻6克,怀山药10克,炒枳壳10克,火麻仁10克,丹参10克,桑螵蛸10克,炙甘草6克。5剂。

浅　析

本节载医案2例,均为肾、脾不足,兼下焦湿热为患,虚实俱见,临证辨证精确,庶不致误。案一证属热灼膀胱伴肾虚,在六味地黄丸基础上加强清热利湿之品,如车前子、六一散、海金沙、金钱草以通淋利尿。案二为脾虚中气下陷,肾虚下元不固,出现小便淋漓不尽、神疲乏力,治以健脾补肾,益气缩尿。药用党参、黄芪、白术、茯苓益气健脾,用升麻升脾中清气,用龟板、益智仁、山药、桑螵蛸补肾缩尿;患者年长,气阴不足,又用火麻仁、柏子仁润燥通便,标本兼顾。

内伤发热

内伤发热是由脏腑功能失调,气血阴阳亏虚而引起的以发热为主要表现的一种病症,属于因虚发热,故又称为"虚火""虚热"。内伤发热起病较缓,病程较长,热势轻微,缠绵难愈。表现为发热不恶寒,或感怯冷得衣被则减,其热时作时止,或发有定时;若为气虚所致,低热缠绵,可伴面色无华、气短懒言等；若为阳虚发热，热而形寒怕冷，伴面色㿠白、腰膝冷痛、纳减便溏等；若为血虚发热，劳则热张，或见经闭、心悸、失眠等；若为阴虚发热，多有午后潮热、五心烦热、盗汗等；亦有因气机郁结、瘀血停滞或饮食积滞而致发热，多属实证。其治疗有补益气血、滋阴清热、温阳补肾、疏肝解郁、活血化瘀、消食导滞等法，不可套用外感发热之汗法，大剂量清凉、苦寒之剂常损伤脾阳，或易化燥伤阴，加重病情。

医案举隅

案例一　舒某，女，33岁。初诊：2012年10月23日

曾有甲亢症，经常自觉低热，精神易疲，头痛，舌苔薄黄，脉细滑。治以养肾阴退虚热。

青蒿梗10克，地骨皮10克，秦艽10克，银柴胡10克，金银花10克，连翘10克，夏枯草10克，炒黄芩10克，桑叶10克，泽泻10克，玄参10克，大贝母10克，麦冬10克，西洋参片4克。7剂。

二诊：2012年10月30日

脾肾两亏，低热已退，头昏，心慌，夜卧不安，舌苔薄黄，脉细。血压100/70毫米汞柱。主以益气养阴，宁心安神治之。

太子参10克，麦冬10克，姜半夏10克，茯神10克，阿胶珠10克，桑叶10克，泽泻10克，当归10克，白芍10克，酸枣仁10克，枸杞子10克，天麻10克，木灵芝10克，佛手10克。7剂。

案例二　章某，女，61岁。初诊：2017年11月22日

风湿化热，遍身肌肉酸痛，经常发热，神疲乏力，舌苔薄黄，脉细滑。治以清热化湿为主。

藿香10克，鱼腥草30克，薏苡仁30克，青蒿梗10克，秦艽10克，桔梗5克，炒黄芩10克，金银花10克，丹参10克，汉防己10克，佩兰10克，连翘10克，广郁金10克，瓜蒌皮10克，茯神10克。5剂。

二诊：2017年11月27日

上方服后，发热未作，喉痒、呛咳、身痛减轻，舌脉如前。治以宣肺清热和胃。

桔梗5克，鱼腥草30克，青蒿梗10克，瓜蒌皮10克，炒黄芩10克，薏苡仁30克，藿香10克，金银花10克，连翘10克，大贝母10克，桑叶10克，炒枳壳10克，炙鸡内金6克，佩兰10克，前胡10克。5剂。

浅　析

案一西医诊为甲亢，以自觉低热为特征，为阴虚体质，不能制火，虚阳偏盛，从而引起低热，治以养阴退虚热。案二为风湿化热证，治以清热化湿，行滞退热。组方均使用了青蒿梗、地骨皮、秦艽、银柴胡等退虚热之品，金银花、连翘、炒黄芩、贝母、鱼腥草清热解毒之品，呈现出同病异治的辨证思维。

痹　证

痹证是指人体肌表经络遭受风寒湿邪侵袭，气血闭阻引起筋骨、肌肉、关节等处的疼痛、酸楚、重着、麻木和关节肿大屈伸不利的病证。《素问·痹论》曰："风寒湿三气杂至，合而为痹也。"风寒、湿热、痰瘀阻滞经络，使得气血津液运行不畅是痹证的基础病机，发病初期以邪实为主。风邪盛，疼痛呈游走不定的特点，称为"行痹"；寒邪盛，表现为痛较剧烈，有定处，遇寒加重，称为"痛痹"；湿邪盛者，关节酸痛、重着、漫肿，称为"着痹"；热邪盛，则关节肿胀、灼热疼痛，称为"热痹"。实痹治疗以祛邪通络为总则，依感邪性质的不同，分别予以祛风、散寒、除湿、清热加活血通络之品。久痹则正虚邪实，多见虚中夹实之证，气血不足、肝肾亏虚，兼见痰瘀互结，或外感风寒湿热之邪。治疗应在补益气血、通经活络、补益肝肾基础上，酌情加用疏风散寒、温通经络、健脾祛湿、活血化瘀等法。除汤药内服治疗外，应积极配合针灸、推拿、熏洗等法，进一步提高疗效。

医案举隅

案例一　贾某,男,44岁。初诊:2012年9月11日

风邪阻络,面颊麻胀伴右手麻木已有半月,舌苔薄黄,脉细弦。血压140/92毫米汞柱。治以疏风清热,活血通络。

防风5克,荆芥5克,白芷10克,甘菊6克,生地20克,丹参10克,僵虫10克,全蝎4克,钩藤10克,川黄连5克,桑叶10克,白蒺藜10克,水牛角片10克,夏枯草10克。10剂。

二诊:2012年10月16日

上方见效,面颊、右手作麻好转,夜卧多梦。治以养阴息风,养血安神。

生地20克,制鳖甲(先煎)30克,川黄连5克,茯神10克,泽泻10克,白芍10克,钩藤10克,防风5克,荆芥5克,僵虫10克,全蝎4克,丹参10克,白蒺藜10克,酸枣仁10克,蜈蚣1条。10剂。

案例二　李某,女,35岁。初诊:2013年7月9日

血虚之体,风湿入络,左侧肢体筋脉作痛,伴中脘作痛,大便干结,思虑过度,睡眠不佳,舌淡苔黄,脉细。治以养血调中,佐以祛风除湿。

生黄芪20克,当归10克,川芎5克,熟地10克,炒白芍10克,羌、独活各5克,茯苓10克,川黄连5克,姜半夏5克,防风5克,秦艽10克,瓜蒌皮10克,柏子仁10克,桑寄生10克。10剂。

二诊:2013年7月17日

上方服后,左侧肢体酸痛减轻,夜卧好转,舌苔薄黄,脉细。治以继续养血祛风。

生黄芪20克,当归10克,川芎5克,秦艽10克,防风10克,熟地10克,炒白术10克,广陈皮10克,茯苓10克,姜半夏5克,柏子仁10克,炒枳壳10克,荆芥10克,羌、独活各5克。10剂。

案例三　汪某,男,58岁。初诊:2014年2月23日

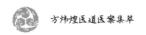

腰部宿伤,感受风寒,痹阻经络,腰部酸痛,左下肢筋脉酸痛,中脘不适,舌苔薄白,脉细。治以补肾壮腰,温经通络,祛风止痛。

桑寄生10克,独活10克,怀牛膝10克,炒白术10克,干姜10克,茯苓10克,乳香、没药各9克,土鳖虫9克,炒白芥子10克,豨莶草10克,追地风10克,活血藤10克,木瓜10克,制草乌10克,炒刀豆壳10克,三七粉(分吞)3克,蜈蚣2条。15剂。

二诊:2014年3月8日

经络痹阻,左下肢筋脉掣痛缓解,舌苔薄黄,脉细。继续予以活血通络,祛风湿之剂。

桑寄生10克,独活10克,怀牛膝10克,土鳖虫10克,蜈蚣2条,乳香、没药各9克,制草乌10克,千年健10克,追地风10克,豨莶草10克,晚蚕沙(包)10克,活血藤10克,炒刀豆壳10克,三七粉(分吞)3克,炒白术10克,干姜10克,茯苓10克。15剂。

案例四　朱某,女,46岁。初诊:2014年3月31日

气血亏虚,风湿入络,左手关节筋脉酸痛,头昏怕冷,腰部作痛,舌苔薄白,脉细。治以益气养血,祛风除湿。

生黄芪60克,当归10克,川桂枝10克,炒白术10克,川芎5克,炒白芍10克,薏苡仁30克,熟地10克,菟丝子10克,乌梢蛇10克,夏天无6克,秦艽10克,威灵仙10克,淫羊藿10克,广陈皮10克,姜半夏5克,老鹳草10克,寻骨风10克。10剂。

二诊:2014年4月12日

上方服后,左手关节筋脉作痛减轻,体虚,气血不足,舌苔薄白,脉细。治以健脾养血,活血通络,佐以祛风湿。

生黄芪60克,当归10克,炒白术10克,川芎5克,川桂枝10克,炒白芍10克,熟地10克,薏苡仁10克,乌梢蛇10克,菟丝子10克,威灵仙10克,淫羊藿10克,防风6克,秦艽10克,夏天无6克,广陈皮10克,寻骨风10克,葛根10克,炒枳壳10克。10剂。

浅　析

方炜煌先生认为痹证好发于气血不足之体,筋脉失于濡养,不通则痛,故一线用药为当归、川芎、熟地、红花、白芍、丹参等活血补血之品,践"血行风自灭"之理;祛风除湿、通络止痛则依次用防风、木瓜、荆芥、羌活、独活、蜈蚣、活血藤、防己、老鹳草、乳香、没药、土鳖虫、威灵仙、秦艽、豨莶草、夏天无等;温经散寒用桂枝、白芥子、制草乌;用炒刀豆壳、乳香、没药、三七活血散瘀,通络止痛;以川牛膝、桑寄生、炒白芍、熟地、当归、菟丝子等补益肝肾,养血活血。他认为怀牛膝不仅具有逐瘀通经、补肝肾、强筋骨作用,还可引血下行,常作为下肢筋脉拘急酸痛的引经药使用;对顽痹患者,则用蜈蚣、全蝎等剽悍有毒之品,以祛风搜络、破结通痹。

综上可见,养血活血、补肝肾强筋骨及舒通经络是其治疗痹证的必用方法。

消　渴

消渴是指以多饮、多食、多尿、身体消瘦或尿有甜味为特征的病证。根据本证"三多"症状的主次,分为上消、中消、下消,如《医学心悟·三消》中曰:"渴而多饮为上消;消谷善饥为中消;口渴、小水如膏者为下消。"其病变脏腑主要在肺、胃、肾。临证所见,肺燥、胃热、肾虚常并存,需辨别上、中、下三消的主次,区别阴虚与燥热的标本轻重。

医案举隅

案例　方某,女,54岁。初诊:2013年10月14日

证属气阴并亏,胃火炽盛,口苦,易饥,心慌,神疲,大便不实,舌苔薄黄,脉细。辨之为中消,治以益气养阴,清胃润燥。

太子参10克,炒白术10克,怀山药10克,云茯苓10克,蒲公英10克,

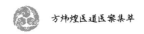

川黄连5克,五味子10克,广陈皮10克,炒枳壳10克,芡实10克,当归10克,麦冬10克,白芍10克,乌贼骨10克。5剂。

二诊:2013年10月20日

上方服后,心慌、易饥、口苦等症均减,但见目赤,脉细数。继以清胃调中治之。

太子参10克,炒白术10克,云茯苓10克,怀山药10克,桔梗5克,炒黄芩10克,芡实10克,川黄连5克,麦冬10克,蒲公英10克,玄参10克,炒枳壳10克,五味子10克,乌贼骨10克,三七粉(分吞)2克,丹参10克。5剂。

浅　析

本例为气阴并虚,胃火炽盛之证,方炜煌先生初诊拟方用太子参、白术、茯苓、芡实、山药益气健脾,治中消善饥;麦冬、五味子养阴生津,尤五味子还具有收敛固涩、益气生津、补肾宁心作用,治心慌、神疲;用川黄连、蒲公英清阳明有余之火;当归、白芍补血养阴,二药合用,一温一凉,一走一守,可纠其偏,互助其用;乌贼骨调中敛酸。二诊后,心慌、易饥、口苦均减,因症去陈皮、当归、白芍、山药,易桔梗、炒黄芩、玄参凉血滋阴,清肺胃之火;三七、丹参活血化瘀行滞;炒枳壳行滞消积,调畅胃肠气机,促进药物吸收。是方共奏抑虚火上炎之势,养阴除燥之效,犹釜底抽薪,折火存津,恢复脾胃运化之功能。

帕金森综合征

帕金森综合征为西医名称,是中老年人常见的中枢神经系统变性疾病。按其临床表现归属中医"震掉""痉病""颤证"范畴。中医学认为本病病机特点为本虚标实,本虚为气血亏虚、肝肾不足,标实多为内风、瘀血和痰热;病位主要在肝、脑与经络,病久涉及脾肾,久失调理可致肾阳衰微。

医案举隅

案例　马某,男,47岁。初诊:2014年4月9日

西医诊断为帕金森综合征。素体肝肾阴亏,经脉失养,肢体颤抖,头晕且痛,大便日行,偏软,舌苔薄白且干,脉细弦。治以健脾、补肾、平肝、息风。

怀牛膝10克,白芍10克,制鳖甲(先煎)20克,制龟板(先煎)10克,云茯苓10克,山药10克,山萸肉10克,姜半夏5克,麦冬10克,芡实10克,生地10克,炒扁豆10克,泽泻10克,煅龙骨、牡蛎(先煎)各20克。20剂。

二诊:2014年4月28日

肝肾阴亏,手抖,眼皮跳动,夜卧失眠,舌苔薄黄,脉细弦。治以补阴息风,再守原方出入。

怀牛膝10克,制龟板(先煎)10克,炒白芍10克,云茯苓10克,生地10克,制鳖甲(先煎)20克,川黄连5克,炒扁豆10克,泽泻10克,山萸肉10克,山药10克,钩藤(后下)10克,煅龙骨、牡蛎(先煎)各20克。30剂。

三诊:2014年5月28日

上方服后,肢体抖动、震颤情况稳定,行动仍不便,舌苔薄白,脉细。治以健脾补肝肾。

制龟板(先煎)10克,炒白术10克,云茯苓10克,葛根20克,山药10克,泽泻10克,白芍10克,制鳖甲(先煎)30克,炒枳壳10克,丹参10克,姜半夏5克,麦冬10克,钩藤(后下)10克,煅龙骨、牡蛎(先煎)各20克。10剂。

浅　析

该患者为肝肾阴亏,肝阳上亢,肝风内动,经脉失养之证,虑其恙久脾虚,运化失司,故设立健脾、补阴、平肝、息风治法,即以滋肾平肝、息风止颤、健脾和胃为治则,标本兼顾。方中以六味地黄丸为基础,加怀牛膝、制龟板、炒白芍、制鳖甲、麦冬滋补肾阴;川黄连苦寒坚阴;钩藤、煅龙骨、煅

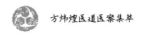

牡蛎平肝阳、息风止痉;怀山药、云茯苓、炒扁豆、姜半夏健脾利湿,培补元气,以资后天养先天。

内脏下垂

内脏下垂归属中医"气陷证"范畴。临证常见的内脏下垂有胃下垂、直肠脱垂、子宫脱垂、肾下垂等,中医分别称之为"胃缓""脱肛""阴挺""腰痛"等。多发生于体弱、消瘦和久病之后,是以本虚为主的病证。其病机一般责之于中气下陷,升举无力,临床治疗多宗补中益气汤。

医案举隅

案例一 程某,女,62岁。初诊:2015年10月27日

气血并亏,中气下陷,症见直肠下垂,肠黏膜脱垂,肛门坠胀,大便正常,舌苔薄黄,脉细。治以益气升清,养血理气。

炙黄芪12克,党参12克,炒白术10克,柴胡9克,炙升麻9克,炒枳壳12克,广陈皮10克,当归10克,白芍10克,砂仁(后下)5克,云茯苓10克,阿胶珠10克,炙鸡内金6克,炙甘草9克。7剂。

二诊:2015年11月3日

腹部气胀,舌苔薄黄,脉细。再续上方加减治之。

炙黄芪12克,党参12克,炒白术10克,柴胡9克,炙升麻9克,炒枳壳12克,当归10克,白芍10克,阿胶珠10克,云茯苓10克,广陈皮10克,炙甘草9克,炙鸡内金6克,川厚朴9克。7剂。

三诊:2015年11月9日

顽疾难卸,药力难当,再守原意原方,去川厚朴,加丹参10克,炒二芽各10克。7剂。

四诊:2015年11月16日

经上方服后,腹胀减轻,全身气胀,游走不定,舌苔薄黄,脉细。治以

益气升清,养血和气。

党参12克,炙黄芪12克,炙升麻9克,柴胡9克,炒白术10克,云茯苓10克,当归10克,白芍10克,阿胶珠10克,炒枳壳10克,炙鸡内金6克,广陈皮10克,姜半夏5克,麦冬10克,炒二芽各10克,炙甘草9克。7剂。

五诊:2015年11月23日

直肠黏膜脱垂症,一身作胀减轻,现用力之后,仍觉腹中作胀,舌苔薄黄,脉细。再续上方加减治之。

炙黄芪12克,党参12克,炒白术10克,云茯苓10克,炙升麻9克,柴胡9克,阿胶珠10克,生地10克,当归10克,白芍10克,炒枳壳10克,姜半夏5克,广陈皮10克,木瓜10克,炙鸡内金6克,蒲公英10克,炒二芽各10克,炙甘草9克。7剂。

案例二　李某,女,59岁。初诊:2012年11月21日

宿患胃下垂症,症见脘腹胀痛,大便难解,舌苔薄黄,脉细。治以益气和中,顺气消胀(曾做过胆囊手术,有肾部结石)。

党参10克,瓜蒌仁(打)10克,炙升麻6克,制大黄10克,广木香(后下)6克,炒枳壳10克,炙鸡内金10克,川黄连5克,车前子(包)10克,金钱草20克,泽泻10克,火麻仁10克,青、陈皮各9克,制香附10克。5剂。

二诊:2012年11月29日

脘腹胀痛减轻,大便已解,原方加减。

党参10克,炙升麻6克,炒白术10克,柴胡6克,炒枳壳10克,制大黄10克,瓜蒌仁(打)10克,广木香(后下)6克,金钱草20克,川黄连5克,炙鸡内金10克,青、陈皮各9克,炒金银花10克,火麻仁(打)10克,制香附10克,白芍10克。5剂。

三诊:2012年12月5日

胃下垂,腹胀减轻,大便又难解,治以益气升清,清热润肠。

党参10克,炙黄芪10克,炙升麻5克,柴胡5克,炒枳壳10克,瓜蒌仁(打)10克,生大黄(后下)10克,青、陈皮各9克,火麻仁10克,金钱草10

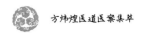

克,广郁金10克,炙鸡内金6克,金银花10克,川厚朴5克,生地10克,无花果10克。5剂。

案例三　王某,女,53岁。初诊:2014年10月31日

宿患胃下垂。气血不足,气机郁滞,症见脘腹作胀,精力不足,夜卧欠安,舌苔薄白,脉细。治以益气升清,行滞消胀。

太子参10克,炒白术10克,云茯苓10克,炙升麻5克,柴胡5克,炒枳壳10克,姜半夏5克,广陈皮10克,酸枣仁10克,炙鸡内金6克,砂仁(后下)5克,炙黄芪10克,当归10克,佛手10克,焦三仙各10克。10剂。

二诊:2014年11月10日

胃恙多年,脘腹作胀,神疲乏力,头昏,夜卧失眠。再守原方选进。

党参10克,炒白术10克,云茯苓10克,广木香(后下)6克,炙黄芪10克,炙升麻6克,柴胡6克,炒枳壳10克,蒲公英10克,当归10克,白芍10克,广陈皮10克,川黄连5克,丹参10克,炙鸡内金6克,佛手10克。15剂。

三诊:2014年11月25日

代述:腹胀,夜卧不安,胃下垂伴气滞,治以补气升提,佐以养血安神。

党参10克,炒白术10克,云茯苓10克,炙升麻6克,柴胡6克,炒枳壳10克,酸枣仁10克,广木香(后下)6克,炙黄芪10克,川黄连5克,蒲公英10克,佛手10克,丹参10克,阿胶珠10克,炙鸡内金6克。5剂。

四诊:2014年12月8日

上方服后,腹胀减轻,右腹跳动,夜卧失眠多梦,舌苔薄且腻,脉细。再续上方加减治之。

炙黄芪10克,太子参10克,炒白术10克,云茯苓10克,炙升麻6克,柴胡6克,炒白芍10克,炒枳壳10克,酸枣仁10克,广木香(后下)6克,川黄连5克,阿胶珠10克,炒黄芩10克,姜半夏5克,乌贼骨10克,炙鸡内金6克。10剂。

浅 析

　　方炜煌认为内脏下垂多与体虚有关,常因饮食不节、劳作过度及女性生产时大出血等引发,病机关键在气虚下陷兼有气机阻滞,故其治疗在益气升提基础上,强调宣畅气机,补消同施,升降相应;又因内脏下垂病程较长,多有气血不足的情况,治疗时需气血同调。本节3例患者治疗均重用黄芪补脾益气,升阳举陷;用升麻、柴胡增强升举阳气之力;血为气之母,多用阿胶珠、当归、白芍等养血补虚,以助益气;以党参、太子参、白术、炙甘草健脾益气;用陈皮、青皮、砂仁、枳壳、佛手、木香等行气、理气,以通调气机;对于腑气不通排便困难者,则用火麻仁、无花果、制大黄等助力通畅腑气,利于脾胃运化功能的恢复。

第十二章　外科

乳痈

　　乳痈是指乳房出现红肿疼痛,乳汁排出不畅,以致结脓成痈的急性化脓性病证。发生于哺乳期者,称"外吹乳痈";发生于怀孕期者,称"内吹乳痈";在非哺乳期和非怀孕期发生者,称"非哺乳期乳痈"。相当于西医的急性乳腺炎。主要病因为乳汁淤积,或因婴儿吸乳时损伤乳头所致,常因感受风邪、饮食厚味、郁怒不畅而诱发;病机关键为营卫不和,气血凝聚瘀积于内,化生热毒,进而成痈。早期病情较轻,及时治疗,一般预后良好;但若乳汁从疮口溢出,久治不愈,则可形成乳漏;本病应采取内外合治的方法治疗。

　　迪卿先生是民国时期新安名医,撰有《乳部外症的体会》文章,记载了对乳痈、乳疽、乳发、乳岩等乳腺常见疾病的诊治经验和常用有效方剂。他认为乳腺疾病病变在局部,病根在机体阴阳、气血的紊乱及脏腑功能的变化,病机关键为肝气郁结、胃火凝结,采取局部辨证与整体辨证相结合的"双辨"方法,辨别疾病性质和病变阶段及其发展趋势;治疗上,从整体观念出发,内治、外治并举,将辨证口服给药、病灶局部用药及手术治疗相结合,标本兼顾;创制了"一剂忍冬汤"用于体实之乳痈初期热毒炽盛之证。方炜煌继承其治疗乳腺病的经验,依据乳腺疾病发生发展过程的特点及患者邪正盛衰、气血凝滞、经络阻塞、脏腑失和等情况,以消、托、补为治疗原则。

医案举隅

案例一　陈某,女,32岁。初诊:2013年10月16日

乳腺炎。双乳多处肿块、焮热,舌苔薄黄,脉细滑。治以疏肝清热,理气通络。

柴胡9克,炒黄芩12克,全瓜蒌20克,蒲公英30克,忍冬藤20克,橘叶、络各10克,广郁金10克,炮山甲(先煎)4克,路路通10克,大贝母10克,通草5克,玄参10克,绿萼梅10克,王不留行10克,大力子10克。5剂。

二诊:2013年10月23日

上方服后,乳汁已通,舌苔薄黄,脉细。治以疏肝散结,佐以消肿通络。

柴胡9克,广郁金12克,全瓜蒌20克,蒲公英30克,忍冬藤20克,橘叶、络各10克,炮山甲(先煎)4克,大贝母10克,僵虫10克,路路通10克,绿萼梅10克,炒黄芩10克,玄参10克,通草5克。5剂。

三诊:2013年10月29日

乳部肿块缩小,继以疏肝散结。

柴胡9克,广郁金12克,制香附10克,全瓜蒌20克,蒲公英30克,橘叶、络各10克,炮山甲(先煎)4克,大贝母10克,玄参10克,僵虫10克,炒黄芩10克,路路通10克,通草5克,绿萼梅10克,生牡蛎(先煎)30克,山慈菇10克,夏枯草10克。5剂。

案例二　徐某,女,34岁。初诊:2014年8月6日

乳腺炎。乳孔不通,乳房红肿作痛,发热,体温38.2℃,舌苔薄黄,脉细滑。治以疏肝通络,佐以清热解毒。

柴胡9克,制香附10克,炒黄芩12克,广郁金12克,忍冬花20克,蒲公英30克,橘叶、络各9克,炮山甲(先煎)4克,通草6克,大贝母10克,王

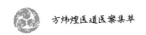

不留行10克,全瓜蒌20克,炒枳壳12克,生地20克。5剂。

二诊:2014年8月11日

上方服后,发热已退,乳腺炎症好转,乳核减轻,舌苔薄黄,脉细。治以疏肝清热通络。

柴胡9克,炒黄芩12克,广郁金12克,制香附6克,金银花20克,蒲公英30克,全瓜蒌20克,炮山甲(先煎)4克,橘叶、络各10克,大贝母10克,通草6克,炒枳壳12克,绿萼梅10克,赤芍10克,王不留行10克。5剂。

案例三 张某,女,28岁。初诊:2016年9月16日

产后右侧乳房肿块,皮肤红肿,已有两月,经中西医消炎治疗皆未消失。目前右乳红肿牵及胸胁部作痛,舌苔薄黄,脉细。曾有乙肝小三阳病史,体质偏虚,气血不足,治以益气散热,托毒透脓。

生黄芪10克,当归10克,川芎5克,全瓜蒌20克,炮山甲(先煎)4克,金银花30克,大贝母10克,僵虫10克,皂角刺10克,生地10克,橘叶、络各10克,茵陈10克,广郁金10克,炒黄芩10克。5剂。

二诊:2016年9月21日

药后右乳房肿块未清,外表红肿不痛,舌苔薄黄,脉细滑。治以疏肝清热,行滞散结为主。

柴胡9克,广郁金10克,炒黄芩10克,炮山甲(先煎)4克,大贝母10克,僵虫10克,皂角刺10克,茵陈10克,金银花20克,蒲公英30克,炒枳壳10克,橘络10克,夏枯草10克,丹参10克,佛手10克。5剂。

三诊:2016年9月28日

右乳房肿块牵及右胸胁作痛症情和缓,继续予以疏肝清热,软坚散结治之,以消肿块。

柴胡9克,炒黄芩12克,广郁金12克,制香附9克,金银花20克,蒲公英30克,僵虫10克,炮山甲(先煎)4克,海藻10克,昆布10克,玄参10克,大贝母10克,皂角刺10克,川木通6克,夏枯草10克。7剂。

案例四 余某,女,27岁。初诊:2017年3月8日

乳腺炎。襁褓四月,左乳房肿块胀痛,在外已服中药半个月,未见效。经人介绍前来就诊,舌苔薄黄,脉细。体质偏虚,暂以疏肝理气,清热通络为治。

柴胡6克,炒黄芩10克,全瓜蒌20克,金银花30克,蒲公英60克,大贝母10克,广郁金10克,制香附10克,山慈菇10克,僵虫10克,夏枯草10克,橘叶、络各10克,炒枳壳10克,当归10克,赤、白芍各10克,地丁叶10克。10剂。

二诊:2017年3月19日

哺乳期乳腺炎,已切开排脓,尚未全收口,症见面黄消瘦,落发量多,饮食尚佳,舌苔薄白,脉细。气血不足,治当以益气健脾,养血补肾。

当归10克,川芎5克,炒白术10克,生黄芪30克,山萸肉10克,侧柏叶10克,桑叶10克,制首乌10克,白芍10克,太子参10克,云茯苓10克,大贝母10克,生地10克,枸杞子10克,姜半夏5克,佛手10克。10剂。

浅　析

本节载医案4例,案一、二为乳痈初期,气滞热蕴;案三为恙久体虚,乳络阻塞,郁久化热,肉腐成脓;案四为气血不足,正虚毒恋。方炜煌先生于患痈初期,治以疏肝清热,理气通络;日久体虚则治以攻补兼施,清热,托里散结;气血不足,业已成脓者则切开排脓,主以益气健脾、养血补肾治之。主选用药依次为柴胡、橘叶、郁金疏肝理气,郁金兼活血止痛;黄芩、蒲公英、忍冬藤、瓜蒌、橘络、大贝母清热解毒,化痰散结;乳汁壅滞太甚者,加王不留行、路路通、通草通乳;乳房肿块明显者,加当归、赤芍、僵虫等活血散结。案三经中西医治疗,恙久未愈,气血亏虚之体,采用《外科正宗》中著名方剂——透脓散,方中生黄芪益气托毒;当归和血补血,除积血内阻;川芎活血补血,养新血而破宿血;穿山甲(注:现多用王不留行、水蛭、地龙等代替)消肿排脓,溃散坚结;皂角刺与穿山甲助黄芪消散穿透,软坚溃脓;红肿热痛者再加炒黄芩、全瓜蒌、金银花、大贝母、僵虫、茵陈清

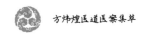

热化痰、散结消痈;生地凉血化瘀;橘叶、橘络行气通络。案四为切开排脓后,再以八珍汤为基本扶正固本,托毒排脓。

纵观乳痈治疗,应从整体观出发,采取"辨证"加"辨质"、整体与局部相结合的方法,初期以疏消为贵,郁滞热盛时当以清通为主,体虚成脓则以切开排脓,扶正为要。

乳 癖

乳癖,又称乳核,是指女性乳房出现形状大小不一的硬结肿块一类慢性病证,多见于中青年妇女,与现代医学的乳腺小叶增生、乳腺囊性增生、乳腺纤维瘤等病相似。常伴经前乳房胀痛,经前或经期肿块增大,经后减小,症状和体征随情绪波动而加重等特点。气机郁滞贯穿于病证始终,治疗常从"气"入手,或疏肝解郁、理气散结,或健脾理气、化痰散结,或理气化瘀散结。中医药治疗不仅可缓解乳房胀痛等症状,还可控制肿块发展,使部分患者的肿块缩小甚至消散。

医案举隅

案例一 蒋某,女,41岁。初诊:2013年9月15日

乳部多处肿块结节疼痛,伴有中脘不适,舌苔薄黄,脉细。治以疏肝理气,软坚散结。

柴胡9克,广郁金12克,炮山甲(先煎)3克,僵虫10克,大贝母10克,玄参10克,海藻10克,昆布10克,制香附10克,炒枳壳10克,当归10克,白芍10克,绿萼梅10克,山慈菇10克,猫爪草10克,薏苡仁20克,土鳖虫6克,生牡蛎(先煎)30克,蒲公英10克,炒白术10克。10剂。

二诊:2013年9月24日

服上方后,乳痛减轻,中脘易饥,舌苔薄黄,脉细弦。再守前方加减治之。

柴胡9克,广郁金12克,炮山甲(先煎)3克,海藻10克,昆布10克,大贝母10克,土鳖虫10克,僵虫10克,玄参10克,当归10克,白芍10克,制香附10克,山慈菇10克,绿萼梅10克,猫爪草10克,生牡蛎(先煎)30克,炒枳壳10克,炒黄芩10克,炒白芥子10克。10剂。

三诊:2013年10月5日

乳部肿块缩小,中脘不适。治以疏肝散结,佐以和中。

柴胡9克,炒黄芩12克,炮山甲(先煎)3克,制大黄10克,僵虫10克,炒白术10克,广郁金10克,大贝母10克,玄参10克,当归10克,白芍10克,炒枳壳10克,猫爪草10克,山慈菇10克,炒白芥子10克,生牡蛎(先煎)30克,海藻10克,昆布10克,制香附10克,乌贼骨10克。12剂。

四诊:2013年11月3日

乳部多处肿块、疼痛减轻,伴中脘不适,舌苔薄黄,脉细。再续之前方治之。

柴胡9克,广郁金12克,炮山甲(先煎)3克,僵虫10克,大贝母10克,玄参10克,海藻10克,昆布10克,制香附10克,炒枳壳10克,当归10克,白芍10克,绿萼梅10克,山慈菇10克,猫爪草10克,薏苡仁20克,土鳖虫6克,生牡蛎(先煎)30克,蒲公英10克,炒白术10克。15剂。

五诊:2013年11月17日

乳部肿块缩小,乳痛已止,易饥,舌苔薄黄,脉细弦。治以疏肝行滞,软坚散结。

柴胡9克,广郁金12克,炮山甲(先煎)3克,海藻10克,昆布10克,大贝母10克,土鳖虫6克,僵虫10克,玄参10克,制香附10克,当归10克,白芍10克,绿萼梅10克,山慈菇10克,猫爪草10克,炒枳壳10克,生牡蛎(先煎)30克,黄芩10克,炒白芥子10克。5剂。

六诊:2013年12月1日

乳部肿块消失,中脘不适似有缓和。再以疏肝散结,佐以和中为治。

柴胡9克,炒黄芩12克,炮山甲(先煎)3克,制大黄10克,僵虫10克,

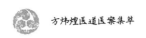

炒白术10克,广郁金10克,大贝母10克,玄参10克,当归10克,白芍10克,炒枳壳10克,猫爪草10克,山慈菇10克,炒白芥子10克,生牡蛎(先煎)30克,海藻10克,昆布10克,制香附10克,乌贼骨10克。7剂。

案例二 汪某,女,47岁。初诊:2014年3月8日

乳核。乳腺纤维瘤,经期胀痛,伴有肝火,舌苔薄黄,脉细弦。肝气郁结,乳络阻滞。治当疏肝解郁,软坚散结,佐以清化痰热。

柴胡6克,广郁金12克,玄参12克,生牡蛎(先煎)60克,大贝母10克,石见穿9克,炙杜仲10克,炒黄芩10克,七叶一枝花10克,当归10克,白芍10克,海藻10克,昆布10克,姜半夏5克,制香附10克,皂角刺10克,炒枳壳10克。10剂。

二诊:2014年3月18日

上方服后,乳房胀痛好转,适中脘作胀,纳食乏味,大便不实,舌苔薄黄,脉细。治以疏肝散结,健脾和胃。

柴胡9克,广郁金10克,炒白术10克,姜半夏5克,麦冬10克,广陈皮10克,云茯苓10克,夏枯草10克,玄参10克,大贝母10克,炒枳壳10克,绿萼梅10克,僵虫10克,炒二芽各10克。10剂。

三诊:2014年4月7日

乳腺纤维瘤,经前乳部有些胀痛。治以疏肝软坚,理气散结。

柴胡9克,广郁金12克,制香附10克,生牡蛎(先煎)60克,海藻10克,昆布10克,山慈菇10克,大贝母10克,玄参10克,炒枳壳10克,夏枯草10克,当归10克,白芍10克,僵虫10克,绿萼梅10克,七叶一枝花10克,薏苡仁20克。10剂。

四诊:2014年4月17日

乳腺纤维瘤缩小,舌苔薄黄,脉细。治以疏肝解郁,清热散结。

柴胡9克,广郁金12克,生牡蛎(先煎)60克,海藻10克,昆布10克,大贝母10克,玄参10克,绿萼梅10克,当归10克,白芍10克,制香附10克,炒枳壳10克,山慈菇10克,僵虫10克,薏苡仁30克,七叶一枝花10克,夏

枯草10克,炒白芥子10克,炒黄芩10克。10剂。

五诊:2014年4月26日

乳部按之肿块已消,唯体虚头昏神疲,舌淡红,脉细。治以疏肝健脾,软坚散结。

柴胡9克,炒黄芩12克,太子参10克,炒白术10克,广郁金12克,绿萼梅10克,大贝母10克,云茯苓10克,当归10克,白芍10克,炒枳壳10克,僵虫10克,玄参10克,山慈菇10克,夏枯草10克,制香附10克,生牡蛎(先煎)60克,七叶一枝花10克。10剂。

案例三　汪某,女,40岁。初诊:2016年4月18日

乳癖。两侧乳腺增生,牵引左腋下作痛,乳部按之有块,伴有胆囊炎,背部作胀,舌苔薄黄,脉细弦。治以疏肝健脾,行滞散结。

柴胡9克,广郁金10克,制香附10克,太子参10克,炒白术10克,当归10克,白芍10克,云茯苓10克,炒枳壳10克,绿萼梅10克,大贝母10克,金钱草10克,瓜蒌皮10克,生牡蛎(先煎)30克。10剂。

二诊:2016年4月27日

上方服后,胀痛减轻,面部上釉,大便偏稀。治以调理肝脾,软坚散结。

柴胡9克,炒白术10克,当归10克,白芍10克,云茯苓10克,玫瑰花10克,绿萼梅10克,广郁金10克,制香附10克,丹参10克,僵虫10克,炒枳壳10克,大贝母10克,海藻10克,昆布10克,薏苡仁30克,芡实10克。10剂。

三诊:2016年5月8日

乳腺肿块显著缩小,乳部有时胀痛,面釉略退,大便转实,舌苔薄白,脉细。治以调理肝脾。

柴胡9克,广郁金10克,炒白术10克,当归10克,白芍10克,玫瑰花10克,云茯苓10克,绿萼梅10克,制香附10克,炒枳壳10克,大贝母10克,玄参10克,僵虫10克,丹参10克,海藻10克,昆布10克,山慈菇10克。

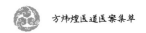

10剂。

案例四　程某,女,24岁。初诊:2016年9月2日

乳癖,肝脾失调,痰瘀阻络,双乳小叶增生,伴有纤维瘤,舌苔薄黄,脉细。治以疏肝解郁,化瘀消瘤。

柴胡9克,广郁金10克,炒白术10克,炮山甲(先煎)3克,云茯苓10克,炒黄芩10克,姜半夏5克,生牡蛎(先煎)30克,绿萼梅10克,僵虫10克,海藻10克,昆布10克,大贝母10克,制香附10克,猫爪草10克,炒枳壳10克。10剂。

二诊:2016年9月12日

上方服后,乳部胀痛减轻。治以养血疏肝,软坚散结。

柴胡9克,广郁金12克,炮山甲(先煎)3克,生牡蛎(先煎)30克,海藻10克,昆布10克,大贝母10克,玄参10克,僵虫10克,绿萼梅10克,当归10克,白芍10克,夏枯草10克,制香附10克,炒枳壳10克,山慈菇10克,炒白术10克,云茯苓10克。10剂。

三诊:2016年9月23日

乳部肿块软而缩小,大便不畅,舌苔薄黄,脉细。治以养血疏肝,软坚散结。

柴胡9克,广郁金12克,生牡蛎(先煎)30克,炙山甲(先煎)3克,大贝母10克,玄参10克,海藻10克,昆布10克,绿萼梅10克,僵虫10克,制香附10克,夏枯草10克,当归10克,白芍10克,山慈菇10克,炒枳壳10克,炒白术10克。10剂。

浅　析

方炜煌认为肝郁气滞失于疏泄,必致血行不畅,冲任失调,发生乳房肿块结节,经来乳房肿胀甚至疼痛;若肝气横逆则牵引同侧腋下作痛,若逆于下则少腹作胀。首用柴胡、郁金、香附、枳壳、绿萼梅疏肝理气;次用当归、芍药、白术补血和血,以柔肝健脾;再用大贝母、海藻、昆布、僵虫、牡蛎、半夏、穿山甲软坚散结,化痰行滞;又用玄参、蒲公英、炒黄芩、山慈菇、白花蛇舌草、猫爪草清热解毒,加强软坚散结作用;伴胆石症者用茵陈、金钱草清热利胆;大便干结者用大黄通腑泻热。

纵观上述案例组方用药,具有疏肝理气、健脾化痰、养血活血、软坚散结之共性,体现了方炜煌肝脾同治、气血同调思路,获得乳部肿块缩小甚至消散的效果。

痤疮

痤疮中医称之为痘疮或热疹、粉刺、肺风粉刺。多因外感风热、邪客于肺,或饮食不节、湿热内蕴,或情志不节、郁久化火,热毒之邪蕴结于肺、胃、肝等脏腑,循经上扰,发为痤疮。《灵枢·邪气脏腑病形》中曰:"十二经脉,三百六十五络,其血气皆上于面而走空窍……其气血津液,皆上熏于面。"虽脏腑功能失常均可导致,但与肺、胃、肝关系密切。常因喜食辛辣、甜腻食物,或长期熬夜,加重湿热;或因化妆品使用不当,堵塞面部毛孔,使痤疮加重。临床以肺胃郁热、肝火犯胃、肠胃积热、脾胃湿热等证型常见。治疗上有疏肝泻火、清热解毒、清热利湿、凉血化瘀、解郁和胃等法。需调治结合,做到合理饮食,忌辛辣、油炸、烧烤及甜腻之品;规律作息,避免长期熬夜;适当运动,保持良好情绪和大便通畅,可在一定程度上减轻症状、减少复发。

医案举隅

案例一　蔡某,女,35岁。初诊:2015年7月17日

肝胃郁热上升,面部热疮,伴下肢皮炎作痒,舌苔薄黄,脉细数。治以凉血清热,祛湿止痒。

川黄连5克,赤芍10克,金银花10克,生地20克,制大黄10克,炒枳壳10克,柴胡6克,炒黄芩10克,白鲜皮10克,地肤子10克,紫草10克,丹

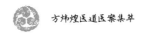

皮10克,炒山栀10克,夏枯草10克。10剂。

二诊:2015年8月1日

药后面部热疮作痛,下肢湿疹作痒减轻,舌苔薄黄,脉细滑。再守原方出入,冀其羞除。

川黄连5克,赤芍10克,制大黄10克,生地20克,金银花10克,丹皮10克,白鲜皮10克,地肤子10克,夏枯草10克,炒山栀10克,水牛角片10克,连翘10克,二地丁各10克,土茯苓10克。10剂。

案例二 温某,女,38岁。初诊:2016年12月17日

阳明经荣于面。证属肠胃积热上升,阻于面部经络,以致遍发热痘,此起彼伏,口干,皮肤干燥,舌苔薄黄,脉细数。治以清热解毒,凉血祛湿。

葛根10克,川黄连5克,桑叶10克,赤芍10克,制大黄10克,生地20克,水牛角片10克,炒枳壳10克,薏苡仁30克,金银花10克,蒲公英20克,炒山栀10克,丹皮10克,夏枯草10克,炒黄芩10克。10剂。

二诊:2017年1月3日

中药服后,面痘略减,舌苔薄黄,脉细弦。治以清热凉血。

川黄连5克,制大黄10克,葛根10克,生地20克,赤芍10克,炒枳壳10克,蒲公英20克,金银花10克,炒山栀10克,丹皮10克,水牛角片10克,炒黄芩10克,夏枯草10克,白芷10克,连翘10克,丹参10克。10剂。

浅 析

纵观治疗痤疮主方用药,首选川黄连、金银花、连翘、炒山栀、黄芩、蒲公英清热解毒,配夏枯草清肝火,水牛角、赤芍、生地、丹皮清热凉血;薏苡仁健脾利湿、清热排毒;制大黄泻火通便;葛根、白芷为阳明经引经药,引诸药致前额、面颊等,形成了较为完整的痘疮辨治用药体系。

风　疹

　　风疹,又称为荨麻疹、瘾疹。发病初皮肤骤然瘙痒,皮疹呈圆形隆起,色红、粉红或白,大小不一,常对称出现,可遍及全身,经搔抓疹块可融合成片,疹退皮肤无痕迹。风疹四季均可发生,与体质易感有关,素体气虚营亏夹有痰湿的人好发,常因冷、热刺激诱发,亦因接触异物、某种气味或进食某种食物、药物而反复发作,不易根治。

医案举隅

　　案例一　方某,男,16岁。初诊:2012年9月16日

　　风邪外受,遍身发风疹块,瘙痒难忍,此起彼发,绵延不断,已有年余,舌苔薄白,脉细滑。治以疏风止痒,清热祛湿为主。

　　防风5克,荆芥5克,薄荷(后下)10克,杏仁(打)10克,前胡10克,桔梗5克,薏苡仁30克,通草5克,姜半夏5克,连翘10克,蝉衣5克,云茯苓10克,炒黄芩10克,浮萍5克,大贝母10克。5剂。

　　二诊:2012年9月23日

　　风疹、瘙痒减轻,继续疏风祛湿,佐以调中。

　　防风5克,荆芥5克,薄荷(后下)5克,姜半夏5克,薏苡仁30克,云茯苓10克,泽泻10克,大贝母10克,炒黄芩10克,连翘10克,蝉蜕5克,通草5克,前胡10克,白前10克,杏仁(打)10克,浮萍5克。5剂。

　　案例二

　　吴某,女,54岁。初诊:2015年11月28日

　　风热外受,身发风疹,作痒,已有半年,舌红苔薄黄,脉细滑。治以清热疏风,凉血利湿。

　　桑叶10克,竹叶10克,生地10克,炒黄芩10克,蝉蜕6克,连翘10克,金银花10克,赤芍10克,赤苓10克,车前子(包)10克,地肤子10克,炒枳

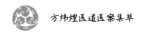

壳10克,玄参10克,水牛角片10克。5剂。

浅 析

　　风疹是皮肤病常见症状之一,病因复杂,常言"无风不作痒",故多以风立论,治以祛风止痒或息风止痒。本节两位患者均受风热之邪侵袭,表热现象明显,皆为风疹急性发作期;急则治其标,以防风、荆芥、蝉蜕、浮萍等疏风止痒为主。案一偏重于风热夹湿,治以疏风止痒,加杏仁、前胡、炒黄芩、大贝母等清肺热化痰湿;案二则重于风热兼有阴虚血热,治以桑叶、蝉蜕、金银花、连翘、竹叶等疏风清热,玄参、水牛角片凉血解毒,赤苓、车前子、地肤子等利湿止痒。两案证候略有差异,辨证用药当有所区别。

湿 疹

　　湿疹中医文献记载颇多,如浸淫遍体,溃水较多的叫"浸淫疮",发于耳部的叫"旋耳疮",在腘窝等处的叫"四弯风",在阴囊的叫"肾囊风",统称为"湿疹"。湿疹皮损具有多形性、对称性、瘙痒和易反复发作的特点,发病原因内有湿热,外受热邪、风邪,内外合邪发于肌表,以致肌肤生疮,瘙痒难耐,日久可成脓溃烂。治疗上遵循急则祛邪止痒,缓则内调五脏的原则,标本兼顾。湿疹的诱发和加重常与饮食相关,故饮食上要忌辛辣香燥、鱼腥及发物等。

医案举隅

　　案例一　胡某,女,56岁。初诊:2014年5月30日

　　湿热入络,四肢及阴部湿疹作痒,胃恙反酸,腰部受伤作痛,舌苔薄黄,脉细数。治以清热利湿,和营调中。

　　川黄连5克,生地10克,制大黄10克,乌贼骨10克,金银花10克,蒲公英10克,苦参10克,地肤子10克,白鲜皮10克,土茯苓10克,紫草10

克,炒山栀10克,赤芍10克,蝉蜕6克,薏苡仁20克,三七粉(分吞)6克。15剂。

二诊:2014年6月17日

上方服后,阴痒好转,腰痛减轻,中脘作胀反酸,舌苔薄黄,脉细。治以清热调中。

川黄连5克,蒲公英10克,乌贼骨10克,藿香10克,地肤子10克,白鲜皮10克,生地10克,蝉蜕6克,薏苡仁20克,炒山栀10克,赤芍10克,金银花10克,白芷10克,苦参10克,三七粉(分吞)6克,六一散(包)10克。10剂。

案例二　江某,女,22岁。初诊:2014年8月1日

风热夹湿上升,面部湿疹作痒,反复发作有一年,大便干结,舌苔薄黄,脉细滑。治以祛风清热,佐以除湿止痒。

薄荷(后下)5克,川黄连5克,金银花10克,制大黄10克,赤芍10克,连翘10克,薏苡仁20克,车前子(包)10克,桑白皮10克,炒黄芩10克,白芷10克,夏枯草6克,蒲公英10克,生地10克。7剂。

二诊:2014年8月8日

上方服后,面部湿疹好转,大便硬,舌苔薄黄,脉细滑。治以清热解毒,佐以利湿。

川黄连5克,赤芍10克,蒲公英10克,金银花10克,连翘10克,生地12克,制大黄12克,白芷9克,薏苡仁20克,炒黄芩10克,桑白皮10克,薄荷(后下)5克,夏枯草6克,炒枳壳10克。7剂。

案例三　程某,男,47岁。初诊:2015年1月24日

湿热上盖头部,颈部皮肤湿疹作痒,绵延不休,舌苔薄黄且腻,脉细数。治以清化湿热。

川黄连5克,薏苡仁30克,车前子(包)10克,白鲜皮10克,地肤子10克,金银花10克,连翘10克,防风5克,荆芥5克,生地20克,二地丁各10克,苦参10克,藿香10克,白芷10克。5剂。

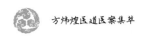

二诊：2015 年 1 月 29 日

药后湿疹作痒好转，舌苔薄黄，脉细滑。治以凉血解毒，清化湿热。

川黄连 5 克，生地 12 克，蒲公英 20 克，白鲜皮 10 克，地肤子 12 克，金银花 10 克，连翘 10 克，苦参 10 克，薏苡仁 30 克，车前子（包）10 克，防风 5 克，荆芥 5 克，制大黄 10 克，白芷 10 克，丹皮 10 克。5 剂。

三诊：2015 年 2 月 7 日

上方服后，头部湿疹好转，大便成形。治以清化湿热。

川黄连 5 克，薏苡仁 30 克，生地 12 克，苦参 10 克，白鲜皮 10 克，地肤子 10 克，金银花 10 克，丹皮 10 克，防风 5 克，荆芥 5 克，车前子（包）10 克，连翘 10 克，蒲公英 10 克，白芷 10 克，汉防己 10 克，夏枯草 6 克。10 剂。

案例四　方某，女，76 岁。初诊：2017 年 10 月 12 日

血热生风，湿热入络，皮肤湿疹作痒，头皮部位尤甚，大便偏干，舌苔薄黄，脉细滑。治以凉血息风，清化湿热。

川黄连 5 克，赤芍 10 克，生地 10 克，制大黄 10 克，水牛角片 10 克，地肤子 10 克，苦参 10 克，薏苡仁 30 克，炒山栀 10 克，金银花 10 克，连翘 10 克，夏枯草 10 克。7 剂。

二诊：2017 年 10 月 18 日

血热，皮肤作痒，头部尤甚，大便难解，舌苔薄黄，脉细数。治以凉血清热。

水牛角片 10 克，赤芍 10 克，制大黄 10 克，川黄连 5 克，生地 20 克，地肤子 10 克，金银花 10 克，连翘 10 克，苦参 10 克，二地丁各 10 克，夏枯草 10 克，瓜蒌仁（打）10 克，薏苡仁 30 克，竹叶 10 克。5 剂。

三诊：2017 年 11 月 5 日

皮肤作痒见轻，大便难解好转。再以凉血清热治之。

水牛角片 10 克，制大黄 10 克，赤芍 10 克，生地 20 克，地肤子 10 克，苦参 10 克，金银花 12 克，二地丁各 10 克，川黄连 5 克，薏苡仁 30 克，丹皮 10 克，连翘 10 克，炒山栀 10 克，夏枯草 10 克。7 剂。

浅　析

　　湿疹发病多因湿热入络,阻于肌肤,或为血虚风燥而致。急性发作期治宜清热利湿,凉血止痒,药用黄连、金银花、连翘、山栀、水牛角等清热解毒;用薏苡仁、藿香、地肤子、车前子、苦参、白鲜皮等利水祛湿;用生地、赤芍、丹皮等凉血活血,融清热、祛湿、凉血为一体。方炜煌重用薏苡仁利水祛湿;以生地、水牛角等凉血清热;发于头面部者,加荆芥、防风、薄荷等祛风止痒;发于肌肤者,加清肝泻火之品,如夏枯草、黄芩、蒲公英等;大便干结,腑气不通,内热炽盛者加用制大黄通腑泻热;若皮肤红肿、糜烂、渗出较多者,需加外用药膏,必要时可用第三煎药汁,进行局部熏洗、湿敷,以加快湿疹愈合。

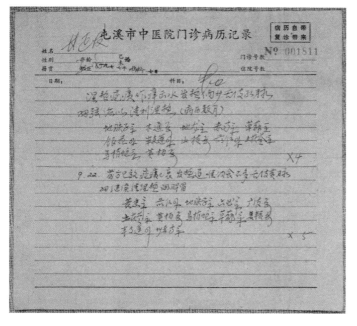

湿疹验案病历(1977年)

银屑病

　　银屑病,俗称牛皮癣,归属中医古代文献中的"白疕""干癣""松皮癣""白壳疮"范畴,具有特征性皮损和易于复发的特点。其皮损表现初期为红色丘疹或斑丘疹,逐渐扩大,融合成片,呈鲜红或深红色,高出皮肤,底部浸润明显,边缘清楚,周围有炎性红晕,表面覆盖多层灰白色或银白色鳞屑,轻轻刮除表面鳞屑,可露出淡红色发亮的半透明薄膜、鳞屑及出血

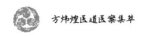

点;伴不同程度的瘙痒,具有病程缠绵、迁延不愈、反复发作的特性。病程可分进行期、静止期和消退期,临证所见多为虚实夹杂之证,治疗以"补不足,损有余,顾护胃气"为原则。

医案举隅

案例一 金某,男,68岁。初诊:2015年2月27日

全身皮肤发银屑病多年,腰及腹股沟、大腿两侧尤甚,瘙痒,抓破溢血,舌苔黄厚且腻,脉细。治以活血祛风,清热解毒。

生地20克,赤芍12克,丹皮10克,川黄连6克,薏苡仁30克,防风5克,荆芥5克,车前子(包)10克,七叶一枝花10克,丹参12克,川红花6克,炒山栀12克,金银花10克,连翘10克,土茯苓10克,二地丁各10克,水牛角片10克。10剂。

二诊:2015年3月9日

上方服后,皮肤银屑疮减轻。继续活血祛风,清热解毒。

生地20克,赤芍12克,丹皮10克,川黄连6克,薏苡仁30克,七叶一枝花10克,川红花6克,防风5克,荆芥5克,炒山栀10克,白鲜皮10克,金银花10克,连翘10克,水牛角片10克,夏枯草6克,土茯苓10克,地肤子10克。10剂。

案例二

汪某,男,82岁。初诊:2015年4月27日

下肢皮肤作痒,为时已久,大便干结,舌苔薄黄,脉细弦。治以养阴清热,利湿祛风。

川牛膝10克,赤芍10克,白鲜皮10克,薏苡仁30克,制大黄10克,生地20克,金银花10克,七叶一枝花10克,土茯苓10克,百部10克,白花蛇舌草10克,防风6克,苦参10克,地肤子10克。10剂。

二诊:2015年5月13日

上方服后,牛皮癣作痒好转,时发头痛,大便偏干燥,舌苔薄黄且腻,

脉细弦。血压130/80毫米汞柱。治以清热利湿,凉血祛风。

　　川牛膝10克,赤芍10克,白鲜皮10克,薏苡仁30克,制大黄10克,炒山栀10克,金银花10克,七叶一枝花10克,土茯苓10克,百部10克,苦参10克,生地20克,地肤子10克,防风6克,丹参10克,桑叶、皮各10克。10剂。

浅　析

　　方炜煌先生采用活血祛风、清热解毒为治,组方以犀角地黄汤为主加减。方中以水牛角替代犀牛角,清热凉血解毒并施;用生地养阴清热、赤芍凉血化瘀、丹皮泻血中伏热,四药合用,清热兼以养阴,凉血兼以散瘀。再视症情,加川黄连、七叶一枝花、山栀、金银花、连翘、二地丁加强清热解毒作用;再用丹参、川红花配荆芥、防风、桑叶活血祛风止痒,达血行风去目的;加薏苡仁、车前子、土茯苓、地肤子利湿祛毒止痒。药宏力专,一诊后,均收到较好的治疗效果。

鼻　渊

　　鼻渊,又称脑漏、脑渗、鼻洞等。《素问·气厥论》中曰:"鼻渊者,浊涕下不止也。"以鼻流浊涕、量多不止为主要临床表现,常伴有头痛、鼻塞、嗅觉减退等症状。肺开窍于鼻,病变当责之于肺;病因有外、内两端。外因为风寒或风热之邪侵袭,肺窍不宣所致,肺在液为涕,鼻流浊涕、量多不止为肺失清肃之变;内因多见饮食不节,恣食肥甘厚味、膏粱醇酒,酿生痰湿、痰热,积热上熏肺窍,窍道闭阻,影响肺气的宣发肃降,则津液输布失常而成涕;又因情志不遂、精神紧张致肝失疏泄,气郁化火,胆火循经上炎,热邪上迫于肺而成。治疗重在宣肺通窍,清化湿热。

医案举隅

案例 程某,男,39岁。初诊:2016年11月1日

素有鼻炎,目前发作严重,流涕不断,伴心动过速,舌苔薄黄,脉细数。治以宣肺清热,佐以宁心安神。

苍耳子10克,薄荷(后下)10克,辛夷花10克,白芷10克,桔梗5克,炒黄芩10克,鱼腥草30克,藿香10克,鱼脑石10克,玉竹10克,茯神10克,桑叶10克,瓜蒌皮10克,川黄连5克。7剂。

二诊:2016年11月10日

上方服后,鼻炎流涕好转,伴有心慌早搏,舌苔薄黄,脉细数。药证相宜,再续上方加减治之。

苍耳子10克,薄荷(后下)5克,辛夷花10克,白芷10克,桔梗5克,炒黄芩10克,玉竹10克,鱼腥草30克,藿香10克,茯神10克,鱼脑石10克,瓜蒌皮10克,丹参10克,炒枳壳10克。7剂。

浅 析

方炜煌认为鼻渊辨证需结合全身表现。本节医案为风热外袭,郁久化火,致肺热移于脑,鼻窍壅塞,出现嗅觉失灵、时流浊涕、头额胀痛等症。主方用苍耳子散,药用辛夷花、苍耳子、白芷、薄荷、桔梗、炒黄芩、桑叶等疏散风热、宣通肺气,通窍泻火,佐以鱼脑石、鱼腥草、川黄连清热解毒;常用桔梗配炒枳壳,升降相因使气机通畅;清化湿热常用藿香、瓜蒌皮等,使水湿、痰浊得化,清气得升,窍道通利。

肠 痈

"痈"者"壅"也,肠痈是指肠道内部产生的痈脓。《灵枢经·痈疽》中有云:"热胜则肉腐,肉腐则为脓……骨髓不为燋枯,五脏不为伤,故命曰

痛。"其病因多为湿热阻滞,败血浊气壅遏肠道所成。西医学中的阑尾炎、阑尾周围脓肿、肛周脓肿等多属肠痈范畴。病因病机有寒热失调,客于肠中;湿热郁阻,瘀滞经络;饮食偏嗜,壅阻肠道;情志所伤,脏器郁结等。肠痈初起可根据证型特点辨证施治,必要时应及时行外科手术治疗。

医案举隅

案例　张某,女,39岁。初诊:2017年3月1日

曾有慢性阑尾炎病史,症见右下腹胀痛不适,嗳气时作,有肠鸣,舌苔薄黄,脉细。治以清热理气,祛湿消痈。

制大黄10克,桃仁10克,冬瓜仁10克,川黄连5克,红藤20克,败酱草10克,薏苡仁30克,制香附10克,云茯苓10克,炒白芍10克,炒金银花10克,炒枳壳10克,炒黄芩10克。5剂。

二诊:2017年3月6日

上方服后,大便转稀,腹痛、腹胀减轻,食入胃脘作胀,嗳气时作,舌苔薄黄,脉细滑。治以清热解毒,理气和胃。

川黄连5克,蒲公英10克,败酱草10克,乌贼骨10克,炙鸡内金6克,云茯苓10克,姜半夏5克,广陈皮10克,山楂炭10克,炒金银花10克,藿香10克,佩兰10克,炒黄芩10克,薏苡仁10克。5剂。

浅　析

六腑以通为用。方炜煌认为通腑泻热为治肠痈之大法。本例为慢性阑尾炎患者,证属湿热滞结于肠道,气血瘀阻不通而成,治拟清热祛湿,化瘀消痈,以散结消肿。主方为大黄牡丹汤加减,药用大黄通腑行滞、泻火解毒、荡涤瘀热;用黄连、败酱草、金银花、黄芩清热解毒,消炎止痛;红藤、香附、枳壳、白芍理气行血,散瘀止痛;再以薏苡仁、云茯苓、冬瓜仁利湿散结,共奏泻热逐瘀、散结消痈之功。腹痛缓解后,加强理气和胃之品,以顾护胃气。

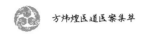

第
十
三
妇　章

科

月经先期

　　月经周期提前7天以上,甚至一月两潮者,称为"月经先期",亦称"经期超前"或"经早"。中医认为月经先期多为气虚、血热所致。气虚不能固摄冲任;血热有阴虚血热、阳盛血热和肝郁化热之别,为热迫血妄行所致。临证所见,月经量多色紫、质稠为实;量少色红为阴虚血热;量多色淡、质清稀为气虚;兼胸胁小腹作胀、乳房胀痛为肝郁化热。治疗重在清热、益气、调经,实热以清热凉血为主,虚热以养阴清热为主。

医案举隅

　　案例一　苏某,女,39岁。初诊:2016年11月2日

　　脾虚肾亏,统摄无权,冲任不固,月经每来提前,腰酸,带下颇多,舌苔薄黄,脉细。治以益气健脾,补肾固冲为主。

　　炙黄芪12克,太子参10克,炒白术10克,怀山药10克,云茯苓10克,薏苡仁30克,熟地10克,山萸肉10克,炙龟板(先煎)12克,炒黄芩10克,砂仁5克,芡实10克,川芎10克,炒白芍10克。7剂。

　　二诊:2016年11月9日

　　上方服后,月经未至,带下量多,舌苔薄黄,脉细。治以益气补肾,佐以清热利湿。

　　炙黄芪10克,太子参10克,茯苓10克,炒白术10克,姜半夏5克,广

陈皮10克,薏苡仁30克,山萸肉10克,熟地10克,炙龟板(先煎)12克,芡实10克,当归10克,白芍10克,川续断10克,白鸡冠花10克,炒黄芩10克。7剂。

此后随访,月经正常来潮。

案例二　汪某,女,46岁。初诊:2016年11月28日

肾亏,冲任不固,月经半月复来,色暗量少,腰部酸痛严重,舌苔薄白,脉细。治以补益脾肾,养血调经。

熟地10克,山萸肉10克,当归12克,川芎5克,炒杜仲10克,砂仁(后下)5克,炙黄芪10克,党参10克,炒白术10克,茯苓10克,白芍10克,制香附10克,炙龟板(先煎)12克,川续断10克,三七粉(另吞)3克,炙甘草6克。5剂。

二诊:2016年12月4日

上方服后,月经不尽已止,唯腰部作痛。治以益气补肾为主。

党参10克,炒白术10克,炙黄芪10克,炙龟板(先煎)12克,熟地10克,山萸肉10克,砂仁(后下)5克,川续断10克,炒杜仲10克,补骨脂10克,茯苓10克,白芍10克,女贞子10克,炙甘草6克。5剂。

浅　析

本节2例患者皆为脾肾亏虚,冲任不固所致,但虚象有所不同。案一偏于脾虚湿盛,由劳倦过度,损伤脾气,以致脾虚气弱,健运失司,统摄无权,冲任不固,月经先期而潮,伴有带下颇多,舌苔薄黄,脉细。治以益气健脾,佐以补肾固冲。方中黄芪、茯苓、白术、太子参、芡实益气健脾,芡实既可补脾祛湿,又能益肾,先后天同养以固冲任;龟板、山萸肉、熟地、川续断补肾滋阴;当归、白芍、川芎养血调经;白鸡冠花、炒黄芩、姜半夏、广陈皮清热利湿,凉血止带。案二偏于肾虚,冲任不固,虚热内扰所致;"冲任之本在肾。"肾虚精血不足,故经量少,经色暗淡,质稀;腰为肾之外府,故见腰酸痛。治以补肾调经。方中龟板、熟地、补骨脂、白芍、山萸肉、女贞

子滋肾填精,补骨脂、续断、杜仲补肾而止腰痛,党参、白术、黄芪、茯苓、炙甘草健脾益气。全方共奏补肾益气,固冲调经之效。

月经后期

　　月经周期退后7天以上,甚至每隔四五十天一至的,称为"月经后期",亦称"经期退后""经期错后"或"至期不来"。本病证候有虚有实,虚证因营血不足,血海空虚,不能按时满溢所致,病变主要责之于脾肾,以气血亏虚、脾肾不足、肝肾阴虚证型多见;实证多因经脉不通,冲任受阻,气血运行不畅所致,以气滞、血瘀、痰湿、寒凝为多,病变主要在肝和脾。临证所见多为虚实夹杂之证。

医案举隅

　　案例一　王某,女,24岁。初诊:2013年4月1日

　　血亏,肾气不足,血海空虚,不能按时满溢,月经落后十余日,腰痛,舌苔薄黄,脉细。治以养血,补肾,调经。

　　川牛膝10克,生黄芪30克,当归10克,川芎5克,益母草10克,熟地10克,炒白术10克,阿胶珠10克,巴戟天10克,菟丝子10克,白芍10克,砂仁(后下)5克,月季花10克,炒五灵脂10克,炒杜仲10克,制香附10克,延胡索10克。5剂。

　　二诊:2013年4月15日

　　上方服后,月经来,8日而净,腹痛减轻,舌苔薄白,脉细。守方再予以养血补肾,调理冲任。

　　生黄芪30克,当归10克,党参10克,炒白术10克,熟地10克,砂仁(后下)5克,川芎5克,菟丝子10克,茯苓10克,巴戟天10克,白芍10克,制香附10克,山萸肉10克,女贞子10克。10剂。

　　案例二　王某,女,26岁。初诊:2014年8月22日

气血不足,冲任失调,月经延后年余复作,经期已落后旬日,伴下腹作胀,舌苔薄黄,脉细。治以养血通络。

川牛膝10克,当归12克,川芎6克,益母草20克,熟地20克,赤芍12克,炒五灵脂10克,吴茱萸2克,川红花9克,桃仁10克,泽泻10克,砂仁(后下)5克,姜半夏5克,茯苓10克。5剂。

二诊:2014年9月1日

上方一剂服后,月经已来,目前干净,面黄无华,腰部作痛,舌苔薄黄,脉细。治以益气补血,健脾滋肾。

炙黄芪10克,太子参10克,茯苓10克,炒白术10克,山药10克,熟地10克,当归10克,川芎5克,山萸肉10克,砂仁(后下)5克,阿胶珠10克,炒杜仲10克,白芍10克,枸杞子10克,炙甘草6克。7剂。

案例三 占某,女,26岁。初诊:2014年10月25日

血亏瘀热,冲任不调。月经延期,已两月未至,大便干燥,落发较多,神疲,夜卧不安,舌苔薄黄,脉细。治以养血清热通经。

川牛膝10克,当归12克,赤芍10克,生地20克,川红花9克,桃仁10克,制大黄10克,炒枳壳10克,丹皮10克,炒五灵脂10克,益母草10克,炒黄芩10克,姜半夏5克,金银花10克。5剂。

二诊:2014年11月7日

上方服后,落后两月的月经已行,现已干净,落发,便秘,面部发痘。治以养血活血,养阴清热。

川黄连5克,仙鹤草10克,生地10克,阿胶珠10克,白芍10克,制大黄10克,西洋参3克,麦冬10克,炒枳壳10克,侧柏叶10克,生黄芪10克,当归10克,金银花10克,桑白皮10克,炒黄芩10克。7剂。

案例四 王某,女,24岁。初诊:2015年6月28日

人流3次,月经落后,量少色黑,舌苔薄白,脉细。治以益气养血,佐以补肾调经为主。

怀牛膝10克,熟地10克,太子参10克,当归10克,川芎5克,山萸肉

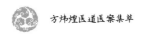

10克,炒白术10克,云茯苓10克,炒杜仲10克,补骨脂10克,砂仁(后下)5克,炒金银花10克,炒白芍10克,阿胶珠10克,佛手10克。7剂。

二诊:2015年7月15日

上方服后,月经已来,经量略增多,舌苔薄黄,脉细。治以补肾养血。

怀牛膝10克,太子参10克,山萸肉10克,当归10克,炒白芍10克,砂仁(后下)5克,炒金银花10克,炒白术10克,云茯苓10克,阿胶珠10克,炒杜仲10克,炙甘草6克。7剂。

案例五　叶某,女,26岁。初诊:2017年8月12日

月经延期不来,口服黄体酮后方来,经色暗、有血块,平时大便不成形,舌苔薄黄且腻,脉细滑。治以疏肝健脾,养血调经。

柴胡9克,白芍10克,当归10克,制香附10克,川芎5克,太子参10克,炒白术10克,熟地10克,云茯苓10克,炒枳壳10克,砂仁5克,茺蔚子10克,姜半夏5克,生山楂10克,炙甘草9克。10剂。

二诊:2017年9月2日

月经延期5日,大便时稀,余症均安,舌苔薄黄,脉细。治以养血活血调经。

川牛膝10克,益母草12克,当归10克,姜半夏5克,云茯苓10克,川芎6克,炒五灵脂10克,熟地10克,炒白术10克,砂仁5克,川红花10克,桃仁10克,泽兰10克,土鳖虫10克。5剂。

三诊:2017年9月9日

月经已来5日,继续健脾养血,佐以补肾和胃。

生黄芪30克,当归10克,炒白术10克,云茯苓10克,太子参10克,白芍10克,川续断10克,姜半夏5克,广陈皮10克,生地10克,仙鹤草10克,川黄连5克,炒黄芩5克,炙甘草6克。5剂。

浅　析

《丹溪心法》中所曰"过期而来,乃是血虚"并非虚言也。方炜煌先生

以养血调经为要,多用阿胶珠、当归、熟地、白芍专司补血之功,且当归又能行血,配合川芎补中有动,行中有补;黄芪补气以生血;山萸肉、女贞子、枸杞子补肾阴,益肾精;巴戟天、炒杜仲补肾阳;菟丝子既补肾阴又补肾阳;砂仁理气醒脾,防止补药滋腻碍胃;月季花、制香附疏肝理气;延胡索活血行气止痛;经前再辅以川牛膝、益母草、赤芍、炒五灵脂、川红花、桃仁等活血通经之药;川牛膝、泽泻引药下行。诸药合力,月经来潮自然顺畅,诸证随之涤除矣。

经期延长

月经周期正常,行经时间延长至7天以上,甚至淋漓不净达半月之久,称"经期延长",亦称"月水不断"。本证的发生主要是冲任不固所致,与肝、脾、肾关系密切。常见病机有气虚、血热。气虚者,脾虚中气不足,血失统摄,则经行淋漓不净,治宜补气摄血;血热者,为阴虚内热,热扰冲任,血海不宁,则经行淋漓难净,治当养阴清热。亦有因情绪波动,肝失疏泄而致月水不断;临证以扶正为治疗大法,正复则经自调。

医案举隅

案例一　张某,女,48岁。初诊:2016年3月28日

上月行子宫肌瘤手术,体虚未复,月经8日未净,腰酸、口干、心慌,舌质偏红,脉细数。治以补阴固冲。

炙龟板(先煎)12克,川黄连5克,白芍10克,生地10克,丹皮5克,旱莲草10克,炒黄芩10克,血见愁10克,川续断10克,煅花乳石10克,玉竹10克,侧柏炭10克,太子参10克,麦冬10克,陈棕炭10克。5剂。

二诊:2016年4月1日

上方服后,月经已净,头昏心慌,神疲乏力,四肢无力,手麻,目涩,舌苔薄黄,脉细。治以补益气血,补肾平肝。

炙龟板（先煎）12克，当归10克，白芍10克，甘菊6克，太子参10克，麦冬10克，柏子仁10克，茯神10克，生地10克，山萸肉10克，煅龙骨、牡蛎（先煎）各20克，枸杞子10克，炙黄芪10克，泽泻10克，丹皮10克，炙鸡内金6克。7剂。

案例二 汪某，女，46岁。初诊：2016年9月16日

气阴并亏，经行二旬未净，时多时少，腰酸，神疲乏力，伴有肛痔，便干有血，头昏常作，舌淡苔薄黄，脉细。治以益气补肾，调固冲任。

太子参12克，炙黄芪12克，炙龟板（先煎）15克，炒黄芩10克，炒枳壳10克，玫瑰花10克，生地12克，地榆10克，川续断10克，白芍12克，山萸肉10克，炒白术10克，云茯苓10克，仙鹤草10克。7剂。

二诊：2016年9月23日

上方服后，经量已减少，症见头昏腰酸，精神疲乏，肛痔出血已止，平时带下颇多，下腹时痛，舌苔薄白，脉细。治以益气固冲。

太子参12克，炙黄芪12克，炙龟板（先煎）12克，炒白术10克，川续断10克，仙鹤草10克，云茯苓10克，炒枳壳10克，白及片10克，乌贼骨10克，炒白芍10克，炒黄芩10克，侧柏炭19克，炒金银花10克，生地10克。7剂。

三诊：2016年9月30日

药后月经已净，唯头昏，咽中干燥，背胀腰酸，带下时多，下腹作痛，血压98/60毫米汞柱，舌苔薄黄，脉细。治以补益肝肾，清热止带。

炙龟板（先煎）12克，炒枳壳10克，炒黄芩10克，白芍10克，北沙参10克，山萸肉10克，蒲公英10克，桑寄生10克，炒金银花10克，熟地10克，云茯苓10克，石斛10克，败酱草10克，白花蛇舌草10克，佛手10克。7剂。

浅 析

本节案例皆为气血不足、脾肾亏虚所致。案一偏于阴虚阳浮，扰动胞宫，故见月事经久未净，治宜养阴清热，虚热得清，经血方止；组方用药滋

阴清热的同时,尤为重用凉血化瘀,固经止血之品旱莲草、花乳石、侧柏炭、陈棕炭;二诊虽见经血减少,但因出血日久,血不养心,故有头昏、心慌、神疲乏力等心脾亏虚之症,治宜补益心脾,滋阴潜阳。案二偏于脾肾亏虚,气血不足,症见经来时多时少。方用太子参、白术、黄芪、茯苓益气健脾,以生地、山萸肉、龟板、川续断滋阴补血;再予理气活血,调经止血之品。全方既可补心健脾,也可养阴益肾,故对脾肾亏虚、气血不足之证均能获效。

月经过多

　　月经周期正常,而经量明显超过正常月经量者,称之"月经过多"。本证的病机主要为气虚或血热。气虚多因体质素弱或久病伤脾,中气不足,经行之际,血失统摄;血热是由阴虚火旺,或七情过激,郁而化火,或过服暖宫之药,以致血分蕴热,热迫血行而致。以经血的色、质变化结合全身情况来辨别虚实,一般而言,量多、色淡、质稀,伴心悸、气短等症属气虚,治宜补气摄血,升阳举陷;量多、色红、质稠有块,伴面赤、心烦等症为血热,治宜清热凉血,化瘀止血。

医案举隅

　　案例一　曹某,女,50岁。初诊:2014年3月16日

　　气虚,冲任不固,月经量多,神疲腰酸,舌苔薄黄,脉细弱。治以益气补肾,调经止血。

　　党参20克,炙黄芪30克,炙升麻9克,炒白术10克,云茯苓10克,炙龟板(先煎)15克,陈棕炭12克,仙鹤草20克,柴胡9克,炒白芍12克,炒枳壳10克,藕节炭20克,川续断10克,山萸肉10克,生地10克,炙甘草9克。7剂。

　　二诊:2014年3月30日

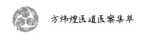

上方服后,崩漏减少,神疲乏力,舌苔薄黄,脉细弱。治以益气健脾,补肾固本。

党参20克,炙黄芪30克,炙升麻9克,炒白术10克,云茯苓10克,怀山药10克,砂仁10克,炙龟板(先煎)15克,阿胶珠10克,炒白芍12克,仙鹤草20克,山萸肉12克,炒枳壳10克,生地10克,川续断10克,三七粉(分吞)6克,炙甘草9克。7剂。

案例二 张某,女,45岁。初诊:2014年4月25日

脾虚,冲任不固,经来量多,神疲乏力,大便不实,舌淡苔白,脉细。治以益气健脾,固本。

生黄芪30克,炒白术10克,当归10克,白芍10克,太子参10克,阿胶珠10克,补骨脂10克,云茯苓10克,怀山药10克,三七粉(分吞)6克,炒枳壳10克,炙鸡内金6克,川续断10克,炙甘草6克。15剂。

二诊:2014年5月21日

月经来两日,量减少,精神好转,伴颈椎不适,舌苔薄黄,边有齿痕,脉细。治以益气补肾。

葛根20克,太子参10克,熟地20克,炒白术10克,炙黄芪20克,云茯苓10克,补骨脂10克,山萸肉10克,炒枳壳10克,怀山药10克,川续断10克,砂仁(后下)5克,炒白芍10克,炙甘草6克。7剂。

三诊:2014年5月28日

上方服后,经血减少,精神好转,头昏,舌苔薄黄,脉细。继以调养脾肾,固本培元善后。

葛根20克,太子参10克,炒白术10克,云茯苓10克,炙黄芪20克,丹参10克,补骨脂10克,熟地10克,山萸肉10克,砂仁(后下)5克,怀山药10克,炒枳壳10克,炒白芍10克,枸杞子10克,炙甘草6克。7剂。

浅 析

本节两案例皆为脾肾亏虚,气血不足所致。案一为月经量多,伴神

疲、腰酸、脉细弱,偏于肾虚;案二为经来量多,伴神疲乏力、大便不实、舌淡苔白边有齿痕、脉细,侧重于脾虚。治以归脾汤加减,补益气血,健脾补肾。方中党参(太子参)、黄芪、白术、茯苓益气健脾;补骨脂、山萸肉、山药、川续断补肾固经;当归、白芍、阿胶养血活血;甘草调和诸药。此外,案一用藕节炭、陈棕炭、仙鹤草止血固经,柴胡、升麻理气举陷,生地、仙鹤草活血化瘀,龟板养阴生津;案二用三七粉活血化瘀,鸡内金开胃助运。

闭　经

　　闭经古称"女子不月""月事不来""经水不通""经闭"等,是指女子年逾18岁,月经尚未来潮,或曾来而又中断达3个月以上者。现代医学称前者为原发性闭经,后者为继发性闭经。在妊娠期、哺乳期及绝经期以后的停经均属生理现象,不属闭经范畴。闭经原因归纳起来不外虚、实两端。虚者,多因肝肾不足,精血两亏,或因气血虚弱,血海空虚,无余可下;实者,多因气滞血瘀,痰湿阻滞,冲任不通,经血不得下行而致。治疗应遵"虚者补之,实者通之"的原则,忌不分虚实,滥用通利之法,以误病机。

医案举隅

　　案例　张某,女,24岁。初诊:2016年12月28日

　　肾气不足,肝脾失调,冲任瘀阻,月经一年未至,腹部作胀,且有便秘,舌苔薄黄腻,脉细。治以补肾养血,活血调经。

　　川牛膝10克,熟地10克,当归10克,川芎5克,白芍10克,肉苁蓉10克,桃仁10克,制大黄10克,砂仁(后下)5克,川红花10克,川厚朴5克,炒枳壳10克,土鳖虫10克,菟丝子10克。20剂。

　　二诊:2017年1月19日

　　上方服后,停经一年后近日再来,量少,右乳肿块(小叶增生),脘腹作胀,大便秘结改善,舌苔薄黄,脉细弦。治以补肾调经,养血疏肝。

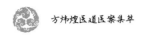

生地12克,柴胡9克,当归12克,白芍12克,炒黄芩10克,瓜蒌皮10克,广郁金10克,桃仁10克,炒枳壳10克,制香附10克,大贝母10克,玄参10克,炮山甲(先煎)30克,炙龟板(先煎)10克,川芎5克。15剂。

浅 析

《妇科备考》中曰:"血盈,则经脉自至。源泉滚滚,生气日盛。"方炜煌先生治闭经常以四物汤为基础方,取熟地、当归养血调经,滋补肝肾;白芍养血和营,以增补血之力;川芎为血中之气药,气滞能通,血虚能补,加强活血行气、调畅气血作用,以助活血之功;再以破血之品如桃仁、红花等活血化瘀,使瘀血去、新血生、气机畅,起到化瘀生新的作用。

崩 漏

崩漏是妇科急症中常见之血症,即月经周期紊乱,经血非时暴下不止或淋漓半月不净称为崩漏。来势急、出血量多称"崩",出血量少或淋漓不净的为"漏"。崩与漏可互相转化,如血崩日久,气血大衰,可变成漏;久漏不止,病势日进,亦能成崩。崩漏的病机归纳为四大类:一为血热,迫血妄行;二为血瘀,阻碍血行;三为气血亏虚,气不摄血;四为肾气亏损,冲任不固。诸多因素均因损伤冲任,不能制约经血而致崩漏。本着"急则治其标,缓则治其本"的原则,掌握塞流、澄源、复旧三法,随证灵活运用。

医案举隅

案例一 张某,女,25岁。初诊:2013年6月26日

肾亏,虚火妄动,精血失守,经来淋漓不净,腰酸,时发口疮作痛,舌苔薄黄,脉细。治以补阴降火,养血止血。

生地10克,山萸肉10克,炙龟板(先煎)10克,血见愁10克,炒白芍10克,川黄连5克,炒黄芩10克,乌梅炭10克,薏苡仁30克,炒贯众10克,炮

姜炭5克,陈棕炭10克,佩兰10克。7剂。

二诊:2013年7月5日

上方服后,月经趋净,口疮已愈,舌脉如前。继续补阴降火为治。

生地10克,山萸肉10克,炒白芍10克,炙龟板(先煎)10克,炒黄芩10克,丹皮10克,川黄连5克,旱莲草10克,女贞子10克,乌梅炭10克,怀山药10克,当归10克,炮姜炭5克,西洋参片3克。7剂。

三诊:2013年7月21日

宫血量少,神疲乏力,舌苔薄黄,脉细。再以益气固冲,养血止血治之。

炙黄芪10克,太子参10克,炒白术10克,云茯苓10克,熟地10克,山萸肉10克,炙龟板(先煎)10克,阿胶珠10克,炮姜10克,白芍10克,紫草6克,姜半夏5克,血见愁10克,广陈皮10克,炒贯众10克。7剂。

四诊:2013年7月28日

近经来漏下已趋好转。再行补肾扶脾,益气养血善后。

太子参10克,炒白术10克,云茯苓10克,炙龟板(先煎)10克,金银花10克,薏苡仁20克,山萸肉10克,熟地10克,阿胶珠10克,广陈皮10克,姜半夏5克,麦冬10克,怀山药10克,炙甘草6克。7剂。

案例二　赵某,女,47岁。初诊:2013年6月30日

疲劳之后,气血并亏,月经难净,腰酸,失眠耳鸣,舌苔薄黄,脉细。治以益气补肾,调固冲任。

太子参10克,炒白术10克,炙黄芪10克,阿胶珠10克,生地10克,山萸肉10克,炙龟板(先煎)12克,怀山药10克,五味子10克,炒白芍10克,云茯苓10克,煅龙骨、牡蛎(先煎)各20克,仙鹤草10克,陈棕炭10克,炒杜仲10克,炙甘草6克。7剂。

二诊:2013年7月6日

上方服后,宫血已止,头昏耳鸣,夜卧多梦,舌苔薄白,脉细。治以滋补肝肾。

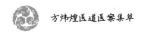

生地20克,山萸肉10克,五味子10克,阿胶珠10克,炙龟板(先煎)15克,煅花乳石(先煎)30克,炒白芍10克,煅龙骨、牡蛎各(先煎)20克,黄柏10克,泽泻10克,石菖蒲5克,炙黄芪10克,太子参10克,茯神10克,炙甘草6克。5剂。

案例三　叶某,女,46岁。初诊:2014年4月17日

气虚,冲任不固,月经3个月,淋漓不净,面黄无华,腰酸,四肢无力,舌淡苔白,脉细弱。治以益气扶脾,调经止血。

党参15克,炙黄芪15克,炒白术12克,怀山药15克,炙升麻9克,柴胡9克,炒枳壳12克,阿胶珠12克,炮姜炭9克,云茯苓10克,乌梅炭10克,陈棕炭10克,三七粉(分吞)6克,炒白芍12克,生地12克,山萸肉15克,川续断12克。7剂。

另:别直参50克,分7天煎水当茶饮。

二诊:2014年4月25日

上方服后,宫血已止,精神好转,头昏,走路气短,脉细。治以益气补血,升阳举陷。

太子参10克,炙黄芪10克,炒白术10克,怀山药12克,云茯苓10克,山萸肉10克,阿胶珠10克,当归12克,炒枳壳10克,三七粉(分吞)6克,柴胡6克,炙升麻6克,生地12克,炒白芍12克,川续断10克,炙鸡内金6克,炙甘草6克。15剂。

案例四　张某,女,19岁。初诊:2014年10月24日

气虚,冲任不固,月经来整月不净,目前来后十余日未净,量尚多,面黄虚浮无华,神疲乏力,贫血严重,舌苔薄白,脉细。治以益气补血,固涩止血。必要时须休学休养,以助药效。

炙黄芪12克,太子参12克,炒白术10克,怀山药10克,云茯苓10克,广木香(后下)6克,阿胶珠12克,熟地12克,山萸肉10克,补骨脂10克,仙鹤草10克,炙龟板(先煎)12克,炒白芍10克,炮姜炭9克,乌梅炭10克,血见愁10克,炙甘草6克。30剂。

二诊：2014年11月27日

长期月经不净，引起严重贫血，上方服4剂后，月经已净，30剂后，面色好转，精神较佳，舌淡红，脉细。治以扶脾补肾，益气养血。

炙黄芪12克，太子参12克，炒白术10克，怀山药10克，云茯苓10克，砂仁（后下）5克，熟地12克，炙龟板（先煎）12克，阿胶珠12克，仙鹤草10克，补骨脂10克，炒白芍12克，山萸肉10克，炮姜炭6克，菟丝子10克，枸杞子10克，炙甘草6克。30剂。

浅 析

方炜煌先生认为止血应分清寒、热、虚、实，不可专事止涩，临证常用血见愁活血止血，陈棕炭凉血止血，仙鹤草、乌梅炭固涩止血，炮姜炭温经止血，三七散瘀止血。止血同时要辨清崩漏的本因，切忌乱投寒凉或温补之剂，以犯虚虚实实之戒，以"塞流、澄源、复旧"为治崩漏法则。本节收载医案分别施益气扶脾、补肾扶脾、益气补血、补阴降火等法。以四君子汤为主方益气健脾，方中党参（太子参）为君，甘温益气，健脾养胃；以苦温之白术为臣，健脾燥湿，加强益气助运之力；以甘淡茯苓为佐，健脾渗湿；苓术相配，则健脾祛湿之功益著；以炙甘草为使，益气和中，调和诸药。此外，以炙黄芪、阿胶、山萸肉、山药、熟地、龟板、白芍健脾益肾，补气填精；用柴胡、升麻升提；加枳壳、香附、木香理气除胀；加无花果、火麻仁润肠通便；加炒黄芩、贯众、薏苡仁等清利湿热。临证坚守益气养血、培元固本为组方用药宗旨，缓缓图治。

痛 经

妇女在行经前后，或正值行经期间，小腹及腰部疼痛，甚至剧痛难忍，常可伴有面色苍白，头面冷汗淋漓，手足厥冷，泛恶呕吐等症，并伴随月经周期发作，称为"痛经"，亦称"经行腹痛"。病机关键为气血运行不畅，常

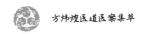

因气滞血瘀或气虚血少,使经行不畅,不通则痛。根据"通则不痛"的原理,治疗以通调气血为主。因虚致痛者,以补为通;因气郁而血滞者,以理气活血止痛;因血瘀而不通者,以活血逐瘀止痛;若血热气实者,以清热凉血为主。

医案举隅

　　案例一　曹某,女,20岁。初诊:2013年1月20日

　　每月经来前两天腹痛,面部上釉,舌苔薄黄,脉细。治以活血化瘀,调经止痛。

　　当归10克,川芎5克,制香附10克,柴胡9克,炒白芍10克,月季花10克,益母草10克,制延胡索10克,吴茱萸2克,炒白术10克,炒枳壳10克,砂仁(后下)5克,炒五灵脂10克,生蒲黄(包)10克,淫羊藿10克。3剂。

　　二诊:2013年2月16日

　　月经提前而来,服中药后,觉痛经好转,舌脉如前。再治以行滞调经。

　　当归10克,制香附10克,月季花10克,生地10克,炒白芍10克,川楝子10克,制延胡索10克,丹皮10克,炒黄芩10克,姜半夏5克,麦冬10克,前胡10克,连翘10克,薄荷(后下)5克。5剂。

　　案例二　陈某,女,26岁。初诊:2013年6月11日

　　素有痛经,伴胃炎,中脘不适,口干作臭,面部生痘,舌苔薄黄,脉细。治以理气活血,佐以清热和胃。

　　柴胡6克,当归10克,川芎5克,白芍10克,生地10克,炒白术10克,姜半夏5克,制香附10克,月季花10克,云茯苓10克,薏苡仁20克,炒枳壳10克,炒金银花10克,川黄连5克,蒲公英10克。30剂。

　　二诊:2013年7月25日

　　药后痛经减轻,乳部胀痛,大便两日一行,口臭,面部生痘,舌红苔薄黄,脉细弦。治以疏肝清热,理气化瘀。

　　柴胡6克,当归10克,制香附10克,川芎5克,白芍10克,生地10克,

川黄连5克,制大黄10克,炒金银花10克,炒枳壳10克,月季花10克,炒黄芩10克,炒川楝子10克,制延胡索10克,姜半夏5克,茯神10克,酸枣仁10克。30剂。

案例三　周某,女,23岁。初诊:2015年7月10日

14岁来月经,常经来腹痛,伴有吐泻,此次月经将至,舌淡苔白,脉细。治以扶脾抑肝木。

太子参10克,炒白术10克,云茯苓10克,广木香(后下)10克,当归10克,熟地10克,白芍10克,姜半夏10克,制香附10克,川芎5克,乌梅肉6克,吴茱萸2克,夏枯草10克,月季花10克,干姜10克。5剂。

二诊:2015年7月22日

月经已过,痛经减轻,但月经量少,经来便稀,舌苔薄黄,脉细。治以扶脾养血调经。

炙黄芪10克,太子参10克,炒白术10克,云茯苓10克,广陈皮10克,当归10克,川芎5克,广木香(后下)10克,炒白芍10克,姜半夏5克,熟地10克,炒枳壳10克,阿胶珠10克,木瓜10克。5剂。

案例四　刘某,女,15岁。初诊:2016年7月26日

素有痛经,平时腰腹作痛,舌苔白腻,脉细。治以健脾和胃,佐以理气调经。

太子参10克,炒白术10克,广木香(后下)10克,姜半夏5克,制香附10克,当归10克,炒白芍10克,炒枳壳10克,云茯苓10克,砂仁(后下)5克,广陈皮10克,吴茱萸2克,炙鸡内金6克,焦三仙各10克。5剂。

二诊:2016年8月16日

上方服后,痛经减轻,伴脾虚湿滞交阻,舌苔薄白,脉细。治以健脾化湿调中。

太子参10克,炒白术10克,云茯苓10克,姜半夏5克,广陈皮10克,薏苡仁30克,炒枳壳10克,佩兰10克,砂仁(后下)5克,当归10克,白芍10克,藿香10克,焦三仙各10克,炙甘草10克。5剂。

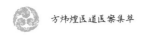

浅　析

　　方炜煌治疗痛经以化瘀、清热、疏肝治实,以健脾、养血、益气补虚。临证用药,多见活血化瘀、调经止痛之法,药用当归、川芎、益母草养血活血调经;五灵脂配生蒲黄活血散瘀止痛;制延胡索既入血分活血化瘀止痛,又入气分行气散滞;制香附、炒枳壳行气散结,调经止痛;柴胡、月季花、川楝子疏肝解郁,行气止痛;炒白芍养血柔肝止痛;吴茱萸入肝经散寒止痛。亦多见养血、健脾补虚之法,药用炙黄芪、当归、阿胶珠、白芍、熟地等益气血、养精血;以四君子、六君子之流益气健脾;用炙鸡内金、焦三仙消食助运,以强气血化生之源。

　　纵观上述案例,虽症叙简捷,但法度有节,故随证施治,无不奏效。

孕前及孕期调理

　　孕前调理即备孕,以调经、助孕为目的,主要针对体质虚弱、月经不调及有不良孕产史的患者;怀孕期又叫妊娠期,指在受精至分娩的生理时期,此期调理以减轻妊娠反应,防治孕后胎漏、胎动不安、胎萎不长为目的。中医认为,肾藏精,为冲任之本,主发育生殖,男女肾气盛实,则男精女血(卵子)有机结合而受孕。胎孕既成,则有赖于母体之气血滋养,而脾为后天之本,气血生化之源,故妊娠之始至分娩,须由先天之肾气与后天之脾气相互调摄,庶无陨堕之虞。故孕前调理宜补肾健脾、养血固冲以助孕,受孕后则应补肾健脾、调冲任以固胎元。

医案举隅

　　案例一　操某,女,31岁。初诊:2013年10月15日

　　怀孕月余,体质偏虚,腰酸,尺脉无力。证属素体虚弱,冲任不固,不能摄血养胎,治当益气补肾固胎,以防小产。

太子参12克,炙黄芪12克,炒白术12克,山萸肉12克,熟地12克,阿胶珠12克,云茯苓10克,姜半夏5克,川续断10克,怀山药12克,炒白芍10克,炒杜仲10克,补骨脂10克,砂仁(后下)5克,炙甘草6克。7剂。

二诊:2013年10月24日

怀孕体虚,尺脉较弱,治以益气保胎。

太子参12克,炙黄芪12克,炒白术12克,熟地20克,山萸肉12克,乌贼骨10克,阿胶珠12克,云茯苓10克,炒杜仲10克,补骨脂10克,炒白芍10克,怀山药10克,砂仁(后下)5克,枸杞子10克,川续断10克,炙甘草6克。7剂。

案例二　樊某,女,29岁。初诊:2016年5月19日

去年自然流产,求助中医调理。形体消瘦,腰酸,带下多,舌苔薄黄,脉细,尺脉弱。治以扶脾补肾,佐以清热止带。

太子参10克,炙黄芪10克,炒白术10克,怀山药10克,云茯苓10克,砂仁(后下)5克,炙龟板(先煎)12克,山萸肉10克,炒金银花10克,炒黄芩10克,阿胶珠10克,炒白芍10克,熟地10克,炒杜仲10克,乌贼骨10克,蒲公英10克,炙甘草6克。10剂。

二诊:2016年5月30日

气血不足,冲任不固,拟以益气固冲,调理气血。

炙黄芪10克,太子参10克,炒白术10克,云茯苓10克,姜半夏5克,砂仁(后下)5克,熟地10克,阿胶珠10克,山萸肉10克,炒白芍10克,炒黄芩10克,炒枳壳10克,炙龟板(先煎)12克,川续断10克,炙鸡内金6克,炙甘草6克。10剂。

三诊:2016年6月8日

经检测已怀孕月余,为防早期堕胎,当以益气保胎治之。

炙黄芪10克,党参12克,炒白术10克,云茯苓10克,熟地10克,山萸肉10克,阿胶珠10克,川续断10克,炒白芍10克,炙龟板(先煎)12克,炒枳壳10克,炒黄芩10克,仙鹤草10克,炒杜仲10克,炙甘草5克。10剂。

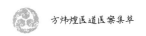

四诊：2016年6月19日

气血尚亏，加强营养，继续益气补肾，以固胎元。

炙黄芪10克，太子参10克，炒白术10克，姜半夏5克，云茯苓10克，炒枳壳10克，广陈皮10克，白芍10克，熟地10克，川续断10克，炙龟板（先煎）12克，麦冬10克，炒杜仲10克，炒黄芩10克，山萸肉10克，炒二芽各10克。15剂。

五诊：2016年7月4日

怀孕两月余，孕情稳定，治以益气补肾，以固胎元。

太子参10克，炒白术10克，云茯苓10克，熟地10克，炙龟板（先煎）12克，炙黄芪10克，山萸肉10克，川续断10克，炒白芍10克，炒枳壳10克，广陈皮10克，姜半夏5克，炒黄芩10克，炒杜仲10克，怀山药10克，炒二芽各10克。15剂。

案例三　石某，女，20岁。初诊：2017年10月9日

严重贫血，现已怀孕4个月，面黄无华，精神疲乏，食欲不振，便秘，舌苔薄黄，脉细弱。生化之源，气血不足，孕育失养，治当调脾胃，益气血。

炙黄芪10克，太子参10克，炒白术10克，姜半夏5克，麦冬10克，炒枳壳10克，熟地10克，阿胶珠10克，山萸肉10克，怀山药10克，无花果10克，桃仁10克，川厚朴5克，炙鸡内金6克，炒二芽各10克。7剂。

二诊：2017年10月15日

上方服后，头昏、精神略好转，饮食稍增，大便偏燥，舌苔薄黄，脉细滑。治以原方迭进。

太子参10克，炒白术10克，姜半夏5克，云茯苓10克，广陈皮10克，炒枳壳10克，阿胶珠10克，生地10克，麦冬10克，柏子仁10克，无花果10克，山萸肉10克，白芍10克，火麻仁10克，炒二芽各10克，炙鸡内金6克。7剂。

浅　析

　　《济生集》载曰："凡小产与堕胎有别，……补其形气，复其阴血，尤当顾脾胃为首要。盖胃为水谷之海，脾为万物之母，人身之有脾胃，犹万物之有土也。故培土而五行有相生之妙，扶脾胃而五脏有递受之益。"气血充则母子健。3个案例均为气血不足，脾肾亏虚，致精血难以保障胎儿正常孕育；主以补气血、益脾肾、培元固胎为治。主方用四君子汤配炙黄芪、山药、白芍益气健脾，以气生血；再以山萸肉、熟地、阿胶珠、川续断、炒杜仲、补骨脂补血养血，益肾填精；仙鹤草补气止血，预防胎动不安之出血；白术、黄芩有较好的安胎效果；砂仁和胃理气，防补益药过于滋腻。案二自然流产后体质虚弱，经中药调理再次受孕，并由中药维系至胎气稳定，顺利生产。

绝经前后诸证

　　女性在49岁左右，月经开始终止，称为"绝经"或"经断"。有些女性绝经前后，随着月经紊乱或绝经，出现阵发性潮热、出汗、五心烦热、情绪不稳、头晕耳鸣、心悸失眠等症状，称为绝经前后诸证，亦称"经断前后诸证"。这些症状轻重不一，持续时间短者数月，长者迁延数年，俗称"更年期综合征"。究其根本，为肾气渐衰，冲任亏虚，天癸将竭，致肾阴不足，阳失潜藏，或肾阳虚衰，经脉失于温养，从而出现一系列脏腑功能失调的症状。因个体体质差异，临证有偏肾阳虚、偏肾阴虚，或阴阳俱虚之不同证型，以肾阴虚者多见。

医案举隅

　　案例一　胡某，女，48岁。初诊：2017年7月23日

　　绝经期前，体虚气血不足，精神疲乏，夜卧不安，舌苔薄黄，脉细弦。

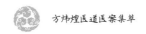

治以调养心脾,补益气血。

生黄芪20克,太子参10克,炒白术10克,茯神10克,山萸肉10克,炙远志5克,麦冬10克,五味子10克,酸枣仁12克,枸杞子10克,广陈皮10克,当归10克,白芍10克,合欢花10克,绞股蓝10克。10剂。

二诊:2017年8月1日

药后精神好转,舌苔薄黄,脉细。效不更方,原方迭进治之。

生黄芪20克,当归10克,太子参10克,炒白术10克,生地10克,山萸肉10克,麦冬10克,五味子10克,白芍10克,茯神10克,枸杞子10克,酸枣仁10克,炒枳壳10克,合欢花10克,炙远志5克。10剂。

三诊:2017年8月11日

上方服后,精神、夜卧均见好转,舌胖苔薄黄,脉细弱。继续调养心脾,补益气血巩固之。

生黄芪30克,当归10克,炒白术10克,太子参10克,云茯苓10克,白芍10克,麦冬10克,五味子10克,山萸肉10克,生地10克,酸枣仁10克,川芎5克,知母10克,炒枳壳10克,枸杞子10克,合欢花10克,炙甘草10克。10剂。

案例二　朱某,女,47岁。初诊:2017年9月3日

阴亏内热,手心作热,面部上火,腹中作胀,尿道经常发炎,小便短少,舌苔薄黄,脉细。治以养阴清热。

怀牛膝10克,生、熟地各10克,丹皮10克,泽泻10克,炙鳖甲(先煎)30克,炙龟板(先煎)12克,山萸肉10克,黄柏6克,知母6克,云茯苓10克,地骨皮10克,车前草10克,女贞子10克,墨旱莲10克。10剂。

二诊:2017年9月14日

面部烘热、手心热减轻,小便灼热不利,下腹作胀,大便尚结,有痔疮,舌苔薄黄,脉细滑。治以养肾阴,清虚火。

怀牛膝10克,生、熟地各10克,炙龟板(先煎)12克,炙鳖甲(先煎)30克,泽泻10克,黄柏6克,车前子(包)10克,女贞子10克,知母6克,丹皮

10克,云茯苓10克,白花蛇舌草10克,地骨皮10克,金银花10克。7剂。

浅　析

方炜煌认为更年期综合征的基本病机为肝肾不足、精血亏少,肝郁气滞、湿热内蕴、痰气交阻等是诱发或加重因素。临证要按"辨证＋辨质"思路分清体质因素和基础疾病对女性更年期身心的影响,再按照"辨证施治""辨质施治"及"辨质施养"思路予以调治。案一为气血亏虚,病位重点在心脾,治以调养心脾、补益气血为主;案二为阴虚内热,病变重点在肝肾,治以养阴清热、滋补肝肾为重。喜用熟地、制首乌、山萸肉、女贞子平补肝肾之阴;鳖甲、龟板、阿胶等血肉有情之品填补肝肾之精,填收并蓄;女贞子、旱莲草、阿胶珠补肝肾阴血;黄芪、白术、山药、茯苓健脾和中,补后天以养先天;生龙骨、生牡蛎重镇安神;柏子仁、酸枣仁、茯神宁心安神;浮小麦、麻黄根除热止汗;黄柏、知母、地骨皮除烦退虚热。方炜煌常在汤剂治疗过后,易用丸药或膏方收功。

更年期综合征验案

妊娠恶阻

妊娠早期出现恶心呕吐,头晕厌食,甚或食入即吐,称为恶阻,又称妊娠呕吐。该病多以冲气上逆、胃失和降为基本病机,临证所见轻则恶心欲

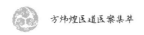

呕,重则频繁呕吐,甚至不得安卧。呕则伤气,吐则伤阴,呕吐日久,浆水不入,可致气阴两虚。治疗以调气和中、降逆止呕为大法。若呕吐严重,饮食不进,耗损阴津,可发展为气阴两亏的重证,治宜益气养阴,和胃止呕。

案例一　黄某,女,29岁。初诊:2017年6月21日

怀孕两月余,症见头晕,呕恶,纳食乏味,心慌,腰酸痛,大便干结,舌苔薄黄,脉细。证属肝气上逆犯胃,治以平肝和胃,降逆止呕。

川黄连6克,吴茱萸1克,姜半夏5克,麦冬10克,广陈皮10克,炒黄芩10克,瓜蒌仁(打)10克,炒枳壳10克,太子参10克,云茯苓10克,石斛10克,干荷叶10克,无花果10克,神曲10克,炒二芽各10克。7剂。

二诊:2017年6月28日

上方服后,妊娠反应减轻,呕止,脘中时痛,便结好转,舌苔薄白。再治以清肝和胃。

川黄连6克,吴茱萸1克,姜半夏5克,太子参10克,麦冬10克,广陈皮10克,炒枳壳10克,炒二芽各10克,云茯苓10克,干荷叶10克,神曲10克,炒白术10克,瓜蒌仁(打)10克,无花果10克,石斛10克。7剂。

案例二　吴某,女,25岁。初诊:2017年7月9日

怀孕五十余日,妊娠反应严重,食少,呕吐,神疲乏力,大便干燥,舌苔薄黄,脉细。治以调理脾胃,降逆止呕。

太子参12克,炒白术10克,云茯苓10克,姜半夏5克,麦冬10克,炒二芽各10克,广陈皮10克,代赭石(先煎)30克,炒枳壳10克,干荷叶10克,无花果10克,石斛10克,瓜蒌仁(打)10克,神曲10克。5剂。

二诊:2017年7月23日

上方服后,妊娠反应好转,但停药后,欲呕又作,食少,神疲,腹部隐痛,大便多日一行,舌苔薄黄,脉细。治以理气和胃,泻火通便为主。

太子参10克,炒白术10克,云茯苓10克,瓜蒌仁(打)10克,炒枳壳10克,桔梗5克,姜半夏5克,川黄连5克,麦冬10克,广陈皮10克,无花果10克,炒二芽各10克,神曲10克,炙鸡内金6克,火麻仁10克,制大黄9克。5剂。

浅　析

《胎产心法》载曰:"恶阻者,谓有胎气,恶心阻其饮食也。"本节收载医案2例,俱为肝胃不和,肝气上逆犯胃而致恶阻,但两者治疗上有所区别。案一侧重于平肝和胃,首用左金丸疏肝泻火,和胃止呕;案二侧重于调理脾胃,用太子参、白术、茯苓健脾胃,和中气。两案均用半夏温胃降逆止呕,陈皮、枳壳和胃理气止呕,炒二芽、神曲健胃消食,麦冬、石斛以养胃阴,瓜蒌仁、无花果润肠通便;夏月孕期恶阻,方炜煌喜用干荷叶清热解暑,升发脾胃之清阳。

阴　挺

妇女阴中有物下坠,或突出阴道口外,名"阴挺下脱""阴脱",因多发生在产后,故又叫"产肠不收"或"子肠不收"。它包括现代医学所称的"子宫脱垂"和"阴道前后壁膨出"等。

本病主要是由中气不足或肾气亏损,冲任不固,带脉失约所致。如《妇人良方大全》曰:"妇人阴挺下脱,或因胞络伤损,或因子脏虚冷,或因分娩用力所致。"此外,慢性咳嗽、便秘、年老体衰等,易诱发或加重症状。治疗上应按《黄帝内经》"虚者补之,陷者举之"之意,以益气升提、补肾固脱为治疗大法。

医案举隅

案例一　王某,女,71岁。初诊:2013年12月27日

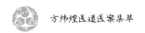

中气不足,下焦湿热,症见阴挺下脱,阴部坠胀红肿,舌苔薄黄,脉细。治以益气升清,清热利湿。

炙黄芪10克,党参10克,炒白术10克,云茯苓10克,炒枳壳10克,薏苡仁10克,炙升麻5克,柴胡5克,生地10克,炒黄芩10克,金银花10克,白芍10克,蒲公英20克,黄柏5克。7剂。

二诊:2014年1月3日

子宫下垂,阴部肿痛,二便不利,舌苔薄黄,脉细弦。治以益气升清,凉血清热,再守原方出入。

党参10克,炙黄芪10克,炙升麻6克,柴胡6克,炒枳壳10克,制大黄10克,生地12克,金银花10克,炒黄芩10克,赤芍10克,蒲公英20克,土茯苓10克,川黄连5克,半枝莲10克。5剂。

三诊:2014年1月9日

上方服后,阴挺下脱好转,伴下肢静脉曲张肿痛。继续益气升清,清热化瘀治之。

党参10克,炙黄芪10克,炙升麻6克,柴胡6克,炒枳壳10克,制大黄10克,生地10克,赤芍10克,金银花10克,炒黄芩10克,蒲公英20克,川黄连5克,川牛膝10克,丹参10克,活血藤10克,土鳖虫6克。5剂。

案例二　陈某,女,41岁。初诊:2014年5月14日

素体气虚,系胞无力,子宫下垂,气短,神疲乏力,舌苔薄白,脉细。治以补气升提,方用补中益气汤加减。

太子参15克,炙升麻9克,炙黄芪20克,炒白术12克,砂仁(后下)5克,怀山药15克,云茯苓10克,柴胡9克,炒枳壳12克,熟地20克,当归12克,白芍12克,五味子10克,麦冬10克,姜半夏5克,炙甘草6克。7剂。

二诊:2014年5月21日

月经已来3日,上方服后,气力好转,子宫下垂未收,舌苔薄黄,脉细。继续益气升提。

太子参15克,炙升麻9克,炙黄芪20克,炒白术12克,砂仁(后下)5

克,怀山药15克,云茯苓10克,柴胡9克,炒枳壳12克,熟地20克,当归12克,白芍12克,麦冬10克,阿胶珠12克,川续断10克,炙鸡内金6克,炙甘草9克。10剂。

三诊:2015年3月27日

气虚肾亏,自感子宫下垂症好转,动则气短,大便少,舌苔薄黄,脉细。患有甲亢症。治以益气补肾为主。

太子参10克,炙黄芪10克,炙升麻6克,柴胡6克,生地10克,炙龟板(先煎)12克,炒枳壳10克,白芍10克,丹参10克,玫瑰花10克,云茯苓10克,当归10克,绿萼梅10克,阿胶珠10克,炙鸡内金10克。7剂。

四诊:2015年4月6日

上方服后,子宫下垂稳定,近日生气之后心慌又作,舌苔薄黄,脉细数。治以益气补心肾。

太子参10克,炙黄芪10克,炙升麻6克,柴胡6克,茯神10克,酸枣仁10克,煅龙齿(先煎)30克,川黄连5克,生地10克,炒枳壳10克,白芍10克,炒山栀10克,玫瑰花10克,玉竹10克。7剂。

浅　析

本节收载医案2例,均为中气下陷之证,药用补中益气汤加减。方中炙黄芪、党参、茯苓、甘草益气健脾;升麻、柴胡升提阳气,以助益气之力;白术健脾;当归补血;枳壳理气。此外,案一加生地、黄芩、金银花、蒲公英、黄柏、薏苡仁清利湿热消肿;案二加熟地、麦冬、五味子、山药、龟板、阿胶益肾滋阴,养血固冲。赏析本案效应,再次证实经典名方之益气升提的功力。

第十四章
儿科

感冒

　　小儿感冒乃由外感时邪所致,多见发热、怕冷、鼻塞、流涕、咳嗽、头痛、身痛等症,俗称"伤风"。小儿为稚阴稚阳之体,肌肤嫩弱,卫外功能未固,冷暖不能自调,易于感受外邪而发病;且肺脏娇嫩,脾常不足,神志怯弱,感邪之后,传变迅速,可出现夹痰、夹滞、夹惊等兼证。本证大体可分风寒、风热二型,风寒者治以辛温解表,风热者治以辛凉解表,夹痰者佐以宣肺化痰,夹食滞者佐以消食导滞,夹惊者兼以安神镇惊或平肝息风。小儿感冒需与常见急性传染病相鉴别,以免延误治疗。

医案举隅

　　案例　余某,男,4岁。初诊:2017年12月16日

　　风热感冒,鼻塞流涕,发热,体温37.5℃,舌苔薄黄,脉细滑。治以宣肺解表。

　　炙麻黄2克,桔梗5克,鱼腥草10克,前胡5克,连翘7克,茯苓5克,杏仁(打)5克,瓜蒌皮5克,蝉衣3克,白前5克,板蓝根10克,炒枳壳5克,薄荷(后下)5克,炙鸡内金5克,生甘草3克。3剂。

　　二诊:2017年12月19日

　　上方服后,发热已退,咳嗽减轻,舌脉如前。再治以清肺化痰。

　　炙麻黄2克,杏仁(打)5克,鱼腥草10克,桔梗3克,炒黄芩5克,连翘

5克,板蓝根10克,炙鸡内金5克,炒枳壳5克,金银花7克,大贝母5克,生甘草2克,前胡5克,蝉衣3克。3剂。

三诊:2017年12月22日

素有咳喘证,此次咳嗽已愈,予以清肺、健脾、化痰,巩固疗效,以防复发。

炙麻黄2克,杏仁(打)5克,桔梗3克,炒黄芩5克,炙鸡内金5克,姜半夏2克,炒枳壳5克,大贝母5克,云茯苓5克,广陈皮3克,鱼腥草10克,冬瓜子5克,生甘草2克,白前3克。3剂。

浅　析

本案患儿素有咳喘证,因感受风热,肺气郁闭,失于清肃,气机不利,故鼻塞流涕、发热;津液凝聚为痰,故咳嗽痰鸣。组方用炙麻黄宣肺平喘;桔梗、杏仁宣肺止咳,祛痰平喘;薄荷、蝉衣、前胡疏散上焦风热;鱼腥草、连翘、板蓝根清热解毒;茯苓健脾渗湿;瓜蒌皮清肺化痰,常与鱼腥草配伍,令清肺化痰之力倍增;炒枳壳理气宽中,化痰消积;炙鸡内金运脾消食,顾护后天元气;生甘草调和诸药。全方共奏疏风散热,解外感之邪,宣肺化痰之效,治咳喘之恙。

咳　嗽

咳嗽是小儿肺系疾病中常见表现之一。小儿脏腑"成而未全,全而未壮",体质娇弱,易于外感邪气;又因喂养不当、饮食失节等,易内伤致病,故小儿咳嗽外感、内伤均可引发,以外感咳嗽多见。鼻咽为呼吸道的门户,外邪袭肺首先侵犯鼻咽,故小儿外感咳嗽常兼见鼻流清涕或黄脓涕;根据感邪性质,治疗以宣通肺气,疏散外邪为主,或疏风散寒宣肺,或疏风清热宣肺,或清肺润燥;内伤咳嗽则应辨明病由和累及脏腑,随证立法施治。

医案举隅

案例一 王某,男,4岁。初诊:2014年8月15日

风热之邪外袭,肺气失宣,症见咳嗽频作,大便难解,舌苔薄黄,脉细滑。治以清宣疏解。

薄荷(后下)5克,杏仁(打)7克,桔梗3克,炒黄芩9克,板蓝根10克,大贝母9克,前胡5克,连翘7克,桑叶5克,瓜蒌仁(打)5克,炒枳壳5克,金银花7克,冬瓜子7克,生甘草3克。5剂。

二诊:2014年8月25日

药后咳嗽大减,时发鼻衄,舌苔薄黄,脉细滑。肺热上逆,脉络受损,治当清热肃肺,凉血止血。

桔梗3克,炒黄芩5克,鱼腥草10克,大贝母9克,瓜蒌皮7克,生地5克,板蓝根10克,炙枇杷叶(包)10克,侧柏炭5克,藕节炭7克,炒枳壳5克,白茅根5克,炒山栀5克,生甘草3克。5剂。

案例二 凌某,男,5岁。初诊:2017年5月14日

肺热咳嗽,痰出不利,为时数日,时恶心,大便难解,舌苔黄厚,脉细滑。治以清肺化痰。

桔梗3克,杏仁(打)6克,瓜蒌仁(打)5克,鱼腥草10克,炒黄芩5克,川贝母(打粉)3克,炒枳壳5克,葶苈子5克,桑白皮5克,炙枇杷叶(包)10克,炙鸡内金5克。3剂。

二诊:2017年5月18日

上方服后,咳嗽减轻,大便2日一行,舌苔薄白,脉滑。治以宣肺止咳。

桔梗3克,杏仁(打)6克,炙鸡内金5克,川贝母(打粉)3克,鱼腥草10克,葶苈子5克,炒枳壳5克,瓜蒌皮5克,白前5克,炙紫菀5克,炒黄芩5克,冬瓜子6克,蒸百部5克,生甘草2克。3剂。

浅 析

本节收载医案 2 例,均为肺热咳嗽,治宜清肺化痰,润肠通便泄热。组方用炒黄芩、鱼腥草、白前清肺热;杏仁、桔梗、川贝母、枇杷叶、枳壳肃肺止咳;瓜蒌皮、冬瓜子、远志、紫菀清肺化痰;大便难解者,瓜蒌皮易瓜蒌仁;痰多者,加橘红、半夏、远志;咳喘者,加葶苈子、桑白皮泻肺平喘。肺与大肠相表里,热郁灼津,患儿多伴大便难解,方炜煌常用清肺化痰止咳兼润肠通便之品,如杏仁、瓜蒌仁等,再佐以理气消导之品,如炒枳壳、炙鸡内金等。另外,小儿肺脏柔弱,易反复受邪,应重视平日养护,减少咳嗽发生概率。

哮 喘

哮喘是以阵发性的哮鸣气促、呼气延长为特征的一类病证,具有反复发作的特点。多为体虚、腠理不固,或痰湿内盛之体,再受冷、接触敏感之物,触动伏痰,致痰阻气道,肺失宣肃,肺气上逆而发病。如外感风寒、内伤冷食,致寒邪伏肺,则表现为寒性哮喘;若素体阴虚,痰热郁肺,或寒痰化热,则致热性哮喘。临证急性发作时以邪实为主,当攻邪以治其标;缓解期以正虚为主,当扶正以固其本。

医案举隅

案例　邵某,男,10 岁。初诊:2014 年 11 月 7 日

小儿宿患哮喘,经常感冒诱发,现又作咳嗽,喉鸣,咽赤,舌苔薄黄,脉细滑。治以清肺化痰,止咳平喘。

炙麻黄 3 克,杏仁(打)6 克,葶苈子 5 克,鱼腥草 10 克,桑白皮 5 克,炒黄芩 5 克,瓜蒌皮 5 克,川贝母(打粉)3 克,板蓝根 10 克,白前 5 克,冬瓜子 7 克,炒枳壳 5 克,炙紫菀 5 克,炙枇杷叶(包)10 克。5 剂。

二诊：2014 年 11 月 12 日

肺热袭入，呼吸不利，痰多，舌苔薄黄，脉细滑。继以清肺化痰治之。

炙麻黄 3 克，桔梗 3 克，炒黄芩 7 克，鱼腥草 10 克，瓜蒌皮 7 克，葶苈子 5 克，川贝母 3 克，桑白皮 5 克，冬瓜子 10 克，炒枳壳 5 克，白前 5 克，茯苓 5 克，姜半夏 3 克，炙枇杷叶（包）10 克。5 剂。

浅　析

方炜煌认为宿痰为小儿咳喘的内因，感受风热、风寒等为诱因，故清除宿痰是减少复发的关键。本患儿为肺热型咳喘，药用麻黄、桑白皮宣肺、泻肺平喘；用黄芩、鱼腥草、板蓝根、炙枇杷叶清肺止咳，解毒利咽；用葶苈子泻肺平喘；用杏仁止咳平喘、润肠通便；用瓜蒌皮、冬瓜子、川贝母清肺化痰；用白前、炙紫菀润肺下气，化痰止咳；用炒枳壳理气宽中化痰，共奏清肺化痰、止咳平喘之效。应重视患儿缓解期的养护，提高机体卫外能力。

发　热

发热是小儿常见病症，因小儿为"稚阴稚阳"之体，脏腑娇嫩，形气未充，生机蓬勃，发育迅速，故小儿发热具有热势高、传变快的特点，病情重，甚可引发惊风或抽搐等危急症状。中医学将小儿发热分为外感与内伤两大类，外感发热为六淫邪气或温热疫毒入侵，正邪相争所致；内伤发热多归于饮食不调、情志失畅。《幼科指南》云："小儿里热之证，因肥甘过度，必生内热，以致遍身蒸蒸发热，小便涩红，面赤唇焦，舌燥而渴。"饮食不节是引发小儿发热的常见原因之一。处方用药应有理有据，胆大心细，方能药到病除。

医案举隅

案例　林某,男,6个月。初诊:1991年7月15日

该患儿3日前突然高热,急诊入院,输液3日,高热仍不见退,家人心急如焚。爷爷、奶奶平时爱好中药,相信中医,7月15日上午来我处咨询,因患儿正在住院,本人没见病人不能处方下药。当日下午3时左右,患儿输液结束,家人将其抱来诊室,要求用中药试试。刻诊:肛门体温39.2℃,昏睡面赤,有时谵语,手足冰凉,皮肤无汗,舌质红,苔厚黄黑干燥;住院3日未解大便,腹部膨胀且硬,小便黄少,脉象滑数有力。病情危重,预防生变,仅开一剂中药灌服,以观后效。

川黄连2克,生大黄(后下)5克,玄明粉(冲服)3克,炙鸡内金5克,枳实3克,厚朴2克,生地5克,石斛5克,金银花5克,连翘5克,蒲公英5克,

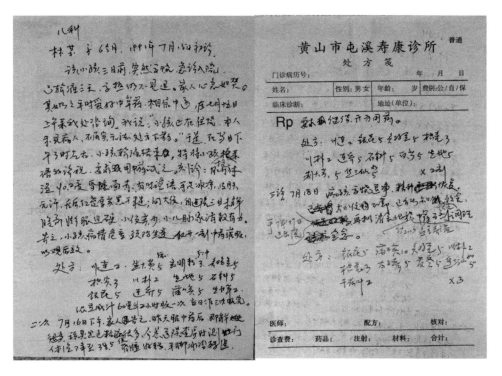

"通法"治小儿高热

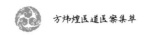

生甘草2克。1剂。

浓煎成汁60毫升,2小时服一次,当日服3次。

二诊:1991年7月16日

家人告知:昨日服中药后,解很多黑色黏液,今晨医院查房时测肛温38.5℃,昏睡好转,手脚转温,要求继续中药治疗。

川黄连2克,金银花5克,川厚朴2克,连翘5克,炒枳壳3克,白芍5克,生地5克,石斛5克,制大黄5克,焦三仙各5克,炙鸡内金5克。2剂。

三诊:1991年7月18日

患儿高热退净,精神恢复,大小便正常,已能知饿,恢复饮食,于7月17日出院。再以消食化积、益气养液之剂调理。

金银花5克,蒲公英10克,川厚朴2克,炒枳壳3克,太子参5克,麦冬5克,炙鸡内金5克,焦三仙各5克,干荷叶2克。3剂。

浅　析

该患儿自出生以来,家人过于注重营养,除正常喂乳以外,每日以鸡汤、骨头汤等喂养,使得小孩身体肥胖,食热积聚胃肠,发病前又遇外感,表邪迅速入里形成阳明腑实证。方炜煌临证经验丰富,四诊合参,辨证精准,果断以大承气汤加减治疗,急下存阴,一剂奏效,救小儿于危急之中。

此病案是阳明腑实证,属内伤发热。方炜煌认为无论外感、内伤发热,均需使邪有出路,发汗具有通表、调和营卫的作用,使邪随汗从表而出,则热自解;里热炽盛者,通过清法、泻法,使邪热从大、小便排出,或采取宣上通下法,可起表里同治之作用。小儿脏腑娇嫩,精血津液皆未充实,在使用"通"法过程中,应注重顾护阴液,见效即止。

第十五章
膏方的运用

第一节
妇科中的运用

　　女子以血为本。女性在经历经、带、胎、产、乳等生理过程中,易耗气伤血,常出现月经失调、痛经、闭经、不孕、围绝经期综合征等各类虚损性疾病。膏方具有扶正补虚、补益气血的作用,药性缓和,作用显著而持久,在防治妇人疾病中具有明显优势。

闭　经

　　案例　曹某,女,23岁。初诊:2017年11月3日

　　月经10月未至,消瘦,乏力,胃部胀满不适,大便正常,舌苔薄黄,脉细。以膏方益气养血,调理脾胃。

　　生黄芪150克,当归100克,太子参100克,炒白术50克,怀山药50克,云茯苓50克,广陈皮50克,砂仁50克,白芍50克,川芎50克,姜半夏50克,丹参50克,蒲公英100克,乌贼骨100克,佛手50克,炙鸡内金50克,麦冬50克,熟地100克,炒枳壳50克,浓煎取汁;加阿胶250克,龟甲胶100克,鹿角胶50克,收膏。每日2次,每次一勺,开水冲服。

　　二诊:2018年1月7日

上膏方服后，胃痛、精神好转，唯消瘦，月经未至，舌苔薄黄，脉细。继续膏方健脾和胃，佐以养血调经。

生黄芪100克，当归100克，太子参100克，炒白术50克，云茯苓50克，姜半夏50克，蒲公英100克，龙眼肉50克，怀山药50克，川芎50克，白芍50克，佛手50克，红枣50克，制黄精50克，炙鸡内金50克，麦冬50克，熟地100克，炒枳壳50克，阿胶200克，龟甲胶200克，鹿角胶50克，浓煎收膏。

三诊：2018年3月6日

经两副膏方服后，消瘦好转，胃恙稳定，月经仍未来，舌苔薄黄，口干，脉细。继续养血调经、健脾和胃，以资气血化生。

熟地100克，当归100克，白芍50克，制黄精50克，太子参100克，炒白术50克，姜半夏50克，益母草50克，蒲公英100克，川红花50克，川芎50克，怀牛膝50克，枸杞子50克，佛手50克，云茯苓50克，麦冬50克，炒枳壳50克，阿胶250克，龟甲胶100克，鹿角胶100克，浓煎收膏。

四诊：2018年5月20日

经三副膏方服后，身体长胖，精神好转，胃恙已愈，闭经年余后来至，但量少色暗。舌苔薄黄，脉细。治以养血调经为主。

桃仁50克，白芍50克，炒白术50克，姜半夏50克，太子参100克，益母草50克，蒲公英100克，川红花50克，川芎50克，怀牛膝50克，当归100克，佛手50克，云茯苓50克，制黄精50克，炙黄芪100克，麦冬50克，生地100克，炒枳壳50克，阿胶200克，龟甲胶150克，鹿角胶50克，浓煎收膏。

浅析

方炜煌认为闭经总因精血亏少，致天癸不充，冲任不盛，甚或肾精亏竭，胞宫、胞脉无以濡养进而月经停闭。治疗首重调补脾、肝、肾。肝为藏血之脏，肾为精血之根，两者均为女子之先天；脾主运化，为后天之本，气血生化之源；《景岳全书》中云："冲任之血，又总由阳明水谷之所化，故月经之本,所重在冲任,所重在胃气,所重在心脾生化之源。"健脾气、助运化不仅能补益脾胃,还能以后天养先天,补益肝肾,使脏腑气血充盈则胞宫、胞脉得以滋养,月事应时而下。

　　该患者学业紧张并节食减肥,在劳倦、饮食不节的双重损伤下致脾胃亏虚,气血生化无源,精血匮乏,血海不足而致闭经。休学一年在家专事调养身体。经四副膏方调理,月事恢复正常,并顺利完成学业,现已结婚生子。纵观调理过程,膏方发挥了主要作用。第一、第二副膏方以当归补血汤、四物汤益气养血,合六君子汤加味健脾益气、燥湿化痰;第三、第四副膏方在养血调经基础上,加强养血活血力量。砂仁、炒枳壳健脾行气化痰湿;川芎联合丹参、红花、益母草养血活血、行气化瘀,疏通胞宫、胞脉。四副膏方均使用养经血、填肾精之阿胶、龟甲胶、鹿角胶收膏,剂量配比依次为5:2:1、4:4:1、5:2:2、4:3:1,少量鹿角胶起阳中求阴之作用。诸药合用,达脾胃纳运渐旺,气血渐盛,肾精滋长,冲脉充盈,任脉通盛,故月事得下。

备　孕

　　案例一　钱某某,女,25岁。初诊:2018年4月1日

　　子一岁九个月,欲生二胎。肾亏,月经落后,有血块,腰部酸痛,苔薄脉沉细。治以补肾精,调冲任。

　　茺蔚子50克,枸杞子50克,女贞子50克,桑葚子50克,白芍50克,丹参50克,太子参100克,旱莲草50克,山萸肉50克,川芎50克,当归100克,佛手50克,云茯苓50克,麦冬50克,熟地100克,炙首乌50克,炒枳壳50克,阿胶100克,龟甲胶300克,鹿角胶50克,浓煎收膏。

　　膏方服用1个半月后,接患者电话报喜,已受孕。

　　案例二　梁某某,女,33岁。初诊:2021年1月26日

　　平素过度劳累伴有胃炎,气血不足则时感头晕乏力,面黄,月经量少,

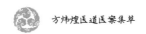

欲孕二胎,予以健脾补肾,养血调中。

太子参100克,炙黄芪100克,炒白术50克,怀山药50克,云茯苓50克,姜半夏50克,当归50克,白芍50克,生地100克,山萸肉50克,麦冬50克,炒枳壳50克,炙首乌50克,佛手50克,桑葚子50克,肉桂20克,蒲公英100克,阿胶250克,龟板胶150克,鹿角胶50克。

浓煎收膏,每日2次,每次1勺(约10克),开水冲服。

此方服用至2月28日,前来告诉其已怀孕。

浅 析

"肾为先天之本,肾主藏精,主生殖。"两例患者均有肝肾亏虚之象,取六味地黄丸中"三补"及枸杞子、沙苑子、覆盆子、桑葚子等子类药物滋补肝肾、益精填髓;以当归补血汤、四物汤补血调经;四君子汤益气健脾,以滋气血生化之源。案一虽年轻,但头胎生育一年余,肾气未复,冲任不充,治以补肾精为主;案二年近五七,肾气亏虚,加之多次行人工授精及胚胎移植取卵术,胞脉受损,瘀血留滞作癥,故治以补肾填精,益气养血,疏通胞脉,攻补并施,以补为主,调治冲任。

人流术后、产后调理

案例一 帅某,女,27岁。初诊:2018年1月31日

体质素虚,人流之后,感神疲,夜卧失眠,伴有胃炎,苔薄黄,脉细。证属气血不足,心肾并亏,治以益气血,调心肾。

太子参100克,炒白术50克,广陈皮50克,姜半夏50克,熟地100克,山萸肉50克,当归50克,女贞子50克,白芍50克,旱莲草50克,蒲公英100克,合欢花50克,金银花100克,佛手50克,酸枣仁100克,茯神50克,浮小麦100克,麦冬50克,炒枳壳50克,炙龟板100克,阿胶200克,龟甲胶250克。浓煎收膏。

案例二　韩某,女,30岁。初诊:2017年6月16日

产后体虚,气血未复,精神疲乏,消瘦,夜卧不安,面黄无华,头晕,口干渴,带下清稀,大便不畅,腰背酸痛,舌苔薄白,脉沉细。治以益气健脾,养血补肾。

炙黄芪100克,太子参100克,炒白术50克,怀山药50克,云茯苓50克,广陈皮50克,酸枣仁50克,枸杞子50克,白芍50克,姜半夏50克,生地100克,山萸肉50克,乌贼骨50克,当归50克,佛手50克,制黄精50克,芡实50克,阿胶250克,龟甲胶150克,鹿角胶100克,浓煎收膏。

浅 析

肾为精血之本,肝为藏血之脏。人流术及正常分娩均耗伤气血,致冲任血海亏虚,不能涵养于木、上济于心,故夜寐欠安;精血亏少难以上承头面,见面黄无华、咽干口燥;精血亏少肠道失润,故大便不畅;腰背酸痛、舌质红苔薄黄、脉细等均为肾阴亏虚之征。方由六味地黄丸、八珍汤及归脾丸化裁,补益气血、养心脾、滋肝肾、调冲任;佐以逍遥散疏肝理气,以防情志因素致气血失调。

孕后养胎

案例一　赵某,女,30岁。初诊:2017年9月9日

怀孕六月,阴血亏虚之体,虚火内生,怕热多汗,舌苔薄黄,脉细滑。治以滋阴养血安胎,益气健脾。

生地100克,山萸肉50克,桑葚子50克,白芍50克,姜半夏50克,太子参100克,生黄芪100克,怀山药50克,佛手50克,茯神50克,浮小麦100克,麦冬50克,金银花50克,石斛50克,炒枳壳50克,阿胶100克,龟甲胶250克,浓煎收膏。

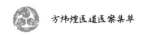

浅　析

方炜煌先生认为,肾藏精,为气血之始,生殖之根,固胎之本;脾主健运,为气血生化之源,养胎之本。胎孕既成,则赖先天之肾气的稳固和后天之脾胃运化精微的濡养。滑胎多由气血亏虚、肾气不固、脾不养胎所致,故当从补益脾肾论治。方炜煌对孕后养胎多根据体质组方用药,通过强肾气、健脾气,达通调气血,稳定胎气的目的。该案例重用龟甲胶、阿胶滋阴养血,再以生地、山萸肉、桑葚子、麦冬、白芍、石斛补益肝肾之精,调理阴虚血亏之体质;用生黄芪、太子参、山药、姜半夏、炒枳壳益气健脾、调理气机,增强气血生化之源,为胚胎发育创造良好的内部环境,从而降低滑胎的概率。

第二节
术后、病后调理

膏方具有补虚扶正、健脾助运、调理气血、增强体质等作用,可帮助患者在手术后提高食欲,增强消化吸收能力,促进元气恢复,加快刀口愈合;亦可帮助癌症患者放疗、化疗之后的气血恢复。

案例一:肾癌术后　宋某,女,45岁。初诊:2018年2月2日

肾癌手术5年,经汤药治疗精神好转,气血未复,有时大便稀,腹胀,舌苔薄黄,脉细。予膏方进一步健脾养血、调理肠胃。

炙黄芪100克,太子参100克,炒白术50克,怀山药50克,云茯苓50克,枸杞子50克,桑葚子50克,白芍50克,姜半夏50克,川百合50克,生地100克,山萸肉50克,当归50克,佛手50克,制黄精50克,麦冬50克,炒枳壳50克,阿胶200克,龟甲胶200克,浓煎收膏。

案例二:胃癌术后　姚某某,男,70岁。初诊:2018年2月3日

胃癌术后，气血未复，大便稀，舌苔薄白，脉细弱。予益气健脾养血膏方调治。

生黄芪 100 克，党参 100 克，炒白术 50 克，怀山药 50 克，云茯苓 50 克，广陈皮 50 克，煨肉果 50 克，补骨脂 50 克，枸杞子 100 克，芡实 50 克，炒枳壳 50 克，阿胶 250 克，龟甲胶 100 克，鹿角胶 50 克，浓煎收膏。

二诊：2018 年 3 月 15 日

上方服后，诸症减轻，大便成形，精神好转。再守前方，原方加减。

炙黄芪 100 克，党参 100 克，炒白术 50 克，怀山药 50 克，云茯苓 50 克，广陈皮 50 克，煨肉果 50 克，补骨脂 50 克，炒肉豆蔻 50 克，枸杞子 50 克，芡实 50 克，三七粉 30 克，炒枳壳 50 克，炒扁豆 50 克，炙鸡内金 50 克，阿胶 250 克，龟甲胶 100 克，鹿角胶 50 克。浓煎收膏。

案例三：卵巢囊肿术后　江某某，女，37 岁。初诊：2018 年 1 月 14 日

卵巢囊肿手术后，身体气血不足，夜卧不安，舌苔薄白，脉细。予膏方益气补血。

生黄芪 100 克，太子参 100 克，炒白术 50 克，怀山药 50 克，云茯苓 50 克，薏苡仁 100 克，熟地 50 克，山萸肉 50 克，酸枣仁 100 克，枸杞子 50 克，白芍 50 克，丹参 50 克，蒲公英 100 克，川芎 50 克，当归 50 克，佛手 50 克，炒枳壳 50 克，阿胶 200 克，龟甲胶 150 克，鹿角胶 50 克，浓煎收膏。

案例四：病后调理　裘某某，女，55 岁。初诊：2017 年 12 月 24 日

肺炎之后，经中药调理咳痰已减轻，口干咽燥，头昏，舌苔薄黄，脉细。养肺肾之阴，佐以调养气血。

桔梗 50 克，北沙参 50 克，生、熟地各 50 克，山萸肉 50 克，桑葚子 50 克，白芍 50 克，鱼腥草 100 克，瓜蒌皮 100 克，川百合 50 克，当归 50 克，佛手 50 克，天麻片 50 克，麦冬 50 克，炒枳壳 50 克，炙龟板 100 克，甘草 50 克，阿胶 200 克，龟甲胶 250 克，浓煎收膏。

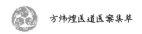

234

浅 析

患者在大病、手术及放疗、化疗之后,常因失血、麻醉、禁食、组织损伤、精神紧张等情况,耗伤元气,致气血亏虚、瘀血阻络、肝郁气滞、脏腑功能虚弱等,常出现心慌胸闷、头晕头痛、伤口愈合不良、食欲不振、胃胀腹胀、大便异常、失眠多梦等症状。膏方具有健脾助运、补益气血、活血生肌、通络止痛等作用,可调整脏腑功能,增强体质,促进身体康复。方炜煌施膏注重固本培元,畅通全身气机,以求养正除邪之功。遣方多用党参、白术、茯苓、太子参、山药等益气健脾,顾护后天之本;生黄芪、当归益气养血活血;生地、熟地、山萸肉、桑葚子、枸杞子、白芍等滋养补血;佛手、炒枳壳、柴胡疏肝理气,调畅脏腑气机。注重患者睡眠和情志调适,药用茯神、酸枣仁、柏子仁、夜交藤等宁心安神,伍百合、合欢皮除烦消郁,再加"话疗"以增强患者信心;常配金银花、蒲公英等清解及丹参、川芎、三七等活血化瘀之品,使气血通畅;龟甲胶、阿胶、鹿角胶三胶同用,功在养血、益精、滋阴。组方中重视气血流通,顾护脾胃及情志调适。

第三节

常见病调治

案例一:更年期综合征 姜某某,女,48岁。初诊:2017年6月30日

心脾肾三经并亏,更年期面部烘火,潮热,大便秘结,夜卧欠安,胆囊已摘除,时发头痛,身重,舌苔薄黄,脉细弱。治以健脾补肾,养心安神。

太子参100克,炒白术50克,砂仁50克,广陈皮50克,薏苡仁100克,姜半夏50克,茯神50克,生地100克,知母50克,麦冬50克,酸枣仁100克,枸杞子50克,丹参50克,佛手50克,炒枳壳50克,龟甲胶300克,鹿角胶100克,浓煎收膏。

二诊：2018年3月5日

劳倦过度，心肾并亏，心慌盗汗，面部上火，咽干作梗，头晕，乏力，腰部酸痛。治以滋阴降火。

生地100克，山萸肉50克，煅龙骨、牡蛎各100克，怀牛膝50克，知母50克，酸枣仁100克，女贞子50克，白芍50克，佛手50克，茯神50克，浮小麦100克，天麻片50克，麦冬50克，石斛50克，泽泻50克，炙鳖甲100克，龟甲胶300克，鹿角胶50克，浓煎收膏。

案例二：低血压　卫某某，女，41岁。初诊：2017年10月14日

低血压（88/50毫米汞柱），血小板减少。治拟益气血，补肝肾。

生黄芪100克，太子参100克，炒白术50克，怀山药50克，仙鹤草100克，生地100克，山萸肉50克，枸杞子50克，菟丝子50克，白芍50克，当归50克，佛手50克，茯苓50克，制黄精50克，三七粉40克，炒枳壳50克，炙甘草50克，阿胶250克，龟甲胶200克，鹿角胶50克，浓煎收膏。

案例三：心悸　王某某，男，44岁。初诊：2018年1月7日

气阴并亏，心慌早搏，有高血压病史，时有头晕，胸闷，舌苔薄白，脉细结代。治以益气护心为主。

炙甘草50克，炙黄芪100克，太子参100克，炒白术50克，瓜蒌皮50克，枸杞子50克，白蒺藜50克，丹参50克，生地100克，山萸肉50克，佛手50克，云茯苓50克，葛根50克，天麻片50克，麦冬50克，玉竹50克，炒枳壳50克，红枣50克，龟甲胶300克，鹿角胶100克，浓煎收膏。

二诊：2018年2月20日

膏方服后，早搏明显好转，血压120/88毫米汞柱，头晕，腰痛肢麻，伴有血脂偏高，舌偏胖苔薄白，脉细滑。治予补肾养心，佐以活血息风。

炙甘草50克，生地100克，山萸肉50克，炒白术50克，薏苡仁100克，瓜蒌皮50克，枸杞子50克，桑葚子50克，白蒺藜50克，丹参50克，怀牛膝50克，炒杜仲50克，佛手50克，葛根50克，天麻片50克，麦冬50克，桑寄生50克，石决明100克，生山楂100克，龟甲胶300克，鹿角胶100克，浓煎

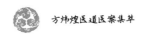

收膏。

案例四：胃肠道疾病　丁某某,女,49岁。初诊:2018年1月21日

气血两亏体质,伴有胆囊炎、胃黏膜糜烂、子宫炎症,大便不成形,夜卧欠安,舌苔薄黄,脉细。治予清热调中,益气养血。

太子参100克,炒白术50克,怀山药50克,白芍50克,茯神50克,广陈皮50克,姜半夏50克,丹参50克,蒲公英100克,炒金银花100克,乌贼骨50克,当归50克,枸杞子50克,佛手50克,麦冬50克,三七粉40克,炒枳壳50克,阿胶200克,龟甲胶200克,鹿角胶50克,浓煎收膏。

案例五：便秘　张某某,女,85岁。初诊:2017年12月25日

高龄气血两亏,头昏作痛,夜卧欠安,大便长期难解,连续服用几年膏方后精神较好,舌苔薄黄,脉细弦。治以益气血,补肝肾,润肠通便。

炙黄芪200克,当归50克,柏子仁50克,火麻仁50克,桑葚子50克,白芍50克,丹参50克,北沙参50克,鱼腥草10克,无花果50克,生地10克,山萸肉50克,佛手50克,茯神50克,制黄精50克,麦冬50克,石斛50克,炒枳壳50克,阿胶200克,龟甲胶300克,浓煎收膏。

案例六：面部色斑　曹某某,女,48岁。初诊:2017年12月8日

血亏气滞,脘腹作胀,面部上釉,夜卧不安,大便偏干,神疲乏力,舌苔薄黄,脉细。治予益气血,健脾胃,疏肝理气。

太子参100克,炒白术50克,云茯苓50克,白芍50克,丹参50克,蒲公英10克,玫瑰花50克,柏子仁50克,酸枣仁50克,夜交藤50克,川芎50克,当归50克,佛手50克,木瓜50克,生地100克,制香附50克,柴胡50克,炒枳壳50克,阿胶200克,龟甲胶200克,鹿角胶50克,浓煎收膏。

案例七：贫血　王某某,女,52岁。初诊:2017年11月5日

红细胞、血红蛋白减少,气血不足,头昏,神疲乏力,夜卧失眠,怕冷,伴有胃炎,面黄,舌苔薄黄且干,脉细。治拟益气养血,清热和胃。

生黄芪150克,当归50克,太子参100克,炒白术50克,柏子仁50克,酸枣仁50克,生地100克,枸杞子50克,白芍50克,姜半夏50克,蒲公英

100克,合欢花50克,乌贼骨50克,佛手50克,茯神50克,广陈皮50克,麦冬50克,炒枳壳50克,阿胶250克,龟甲胶150克,鹿角胶50克,浓煎收膏。

案例八:失眠　谢某某,女,48岁。初诊:2017年12月23日

心肾并亏,头昏,夜卧不安,大便偏干,舌红,苔薄黄,脉细数。治拟调养心肾。

酸枣仁100克,桑葚子50克,白芍50克,太子参100克,川百合50克,生地100克,山萸肉50克,知母50克,当归50克,佛手50克,茯神50克,天麻片50克,麦冬50克,制首乌50克,炒枳壳50克,制龟板100克,阿胶250克,龟甲胶250克,浓煎收膏。

案例九:脑梗死后遗症　郑某某,男,53岁。初诊:2017年12月14日

脑梗死,治以益气养阴,活血通络。

生黄芪100克,生地100克,山萸肉50克,女贞子50克,赤芍50克,白蒺藜50克,丹参50克,伸筋草50克,豨莶草50克,佛手50克,葛根50克,天麻片50克,木瓜50克,地龙50克,石决明100克,炒枳壳50克,制鳖甲100克,龟甲胶300克,鹿角胶50克,浓煎收膏。

浅　析

方炜煌认为各类慢性病表现多样,病情复杂,其病机一方面以脾胃亏虚为本,后期可合并肝肾亏虚、气血津液的不足;另一方面,则因气机升降失常,出现气滞、湿热、食积、痰凝、瘀阻等标实症状。治疗应在健脾益胃、滋补肝肾的基础上,以调节气机升降为主,再辅以化痰、散结、消瘀、通络等祛邪之品。常用党参、黄芪、白术、山药等益气健脾,白芍、枸杞子、桑葚子、女贞子、牛膝、杜仲、山萸肉等滋补肝肾,沙苑子、菟丝子、补骨脂、红景天、肉苁蓉、巴戟天等温补肾阳,柴胡、枳壳、陈皮、香附、木香等行气疏肝,茯苓、薏苡仁、扁豆、砂仁等健脾化湿,葛根、防风、莲肉、芡实等止泻,黄芩、蒲公英、竹茹等清热化痰,山楂、谷芽、麦芽、六神曲等消食导积,丹参、当归、川芎等活血祛瘀。

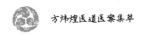

　　膏方调治慢性病,尤其要注重脾胃气机的升降,常用柴胡、枳壳、陈皮等使脾的升清和胃的降浊之间保持相对的平衡,方能使脾胃运化得健,气血生化之源生生不息;注重气血流通,应补而不滞,纯补则有滋腻阻碍气机运行及闭门留寇之弊。

参 考 文 献

[1] 王乐匋.新安医籍考[M].合肥:安徽科学技术出版社,1999.

[2] 邹善样,哈志强,王珠,等.中医学术史上的四大地方中医医学流派比较研究[J].文化创新比较
　　 研究,2022,6(23):89-93,106.

[3] 陈雪功.新安医学学术思想精华[M].北京:中国中医药出版社,2009.

[4] 黄辉.新安医学[M].合肥:安徽科学技术出版社,2023.

[5] 方炜煌,方敏,方霞.安徽省黄山市屯溪寿康诊所.从方氏医家看新安医学家族传承[N].中国
　　 中医药报,2021-2-11.

[6] 方炜煌,方敏,方霞.新安名医方霖魁乳腺病治疗经验[N].中国中医药报,2019-7-5.

[7] 方炜煌.迪卿先生外科经验选介[J].新中医,1986(12):5.

[8] 王琦.中医体质学[M].北京:人民卫生出版社,2009.

[9] 王志如,纪会芬.中医体质学说研究文献探讨[J].河南中医学院学报,2006(2):79-81.

[10] 中华中医药学会.中医体质分类与判定[S].北京:中国中医药出版社,2009.

[11] 王琦.中医体质三论[J].北京中医药大学学报,2008,31(10):653-655.

[12] 王永洲."大三焦"理论解读[J].中医药导报,2016,22(10):1-5.

[13] 李洪海,韩琦,李萍,等.从膜谈三焦实质[J].中华中医药杂志,2018,33(7):2846-2848.

[14] 安星燕,陈云飞,李娜,等.现代细胞生物学研究诠释三焦器官/间充质组织系统的医学实质
　　 [J].基础医学与临床,2018,38(11):1599-1605.

[15] 马宁.三焦:以胰腺为中心的中医解剖结构[J].山东中医药大学学报,2019,43(1):28-33.

[16] 蒋宏岩,蒋术一,李琦.整合医学论三焦与腹(肠系)膜的吻合[J].医学争鸣,2018,9(5):4-7.

[17] 张天星,贺娟.三焦探源[J].北京中医药大学学报,2015,38(11):725-728,731.

[18] 张星星,陆翔.新安医家创方选择标准的制定[J].安徽中医学院学报,2012(2):9-10.

[19] 段金廒,宿树兰,唐于平,等.中药药对配伍组合的现代认识[J].南京中医药大学学报,2009
　　 (5):330-333.

[20] 杨发贵."角药"启微[J].河南中医,1999,19(2):55.

[21] 姜德友,胡方林.中医医案学[M].10版.北京:中国中医药出版社,2017.